W0171927

Inhaltsverzeichnis

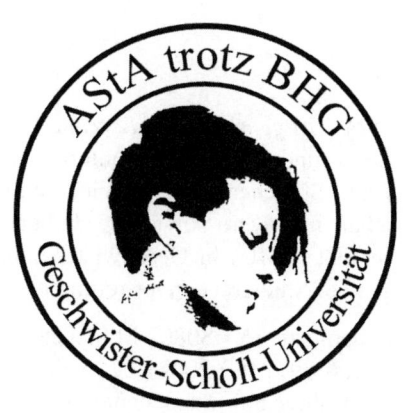

AStA – Allgemeiner Studierendenausschuss der Universität München
AStA und Fachschaftskonferenz sind Arbeitsausschüsse des Studentischen Sprecherrats. Die Wiedereinführung der Verfassten Studierendenschaft in Bayern sowie die Umbenennung der Ludwig-Maximilians-Universität (LMU) in Geschwister-Scholl-Universität (GSU) sind Forderungen der Studierendenvertretung.

Leopoldstr. 15 ♦ 80802 München
Tel.: (089) 2180-2072/2073 ♦ Fax: (089) 2180-5352
www.stuve.uni-muenchen.de ♦ asta@stuve.uni-muenchen.de

Vorwort

Die Sonntagsfrage

Stellen Sie sich vor, Sie würden nächsten Sonntag gefragt, ob Sie die HVP wählen möchten. Diese Partei, die „Hellingersche Volkspartei", hat sehr konkrete Forderungen und Vorstellungen:

- Eine natürliche Ordnung in Volk und Familie – die Frau folgt dem Mann, der Zweit- dem Erstgeborenen...
- Menschen müssen ihr Schicksal kritiklos annehmen – Widerstand ist zwecklos und führt zu Krankheit...
- Frieden mit Hitler um der deutschen Volksseele Willen...
- Wiederaufnahme der urdeutschen Idee einer jüdischen Täterenergie...

Dies sind längst nicht alle Programmpunkte der HVP, aber es gibt tatsächlich viele heilssuchende Esoterikerseelen, die dieser Partei ihre Stimme geben würden. Der Zulauf ist groß, die politische Praxis ist simpel: Auf großen Parteiversammlungen, genannt „Systemische Familienaufstellung nach Bert Hellinger", erfahren einander unbekannte Menschen die heilende Wirkung des „wissenden Feldes". Lassen sie kritische Nachfragen und eigene Gedanken beiseite, so teilt ihnen Bert Hellinger oder einer seiner Vertreter ihre Rolle und ihre Position zu. Der Slogan: „Nimm Dein Schicksal an!" verspricht einfachste Lösung für Probleme jeglicher Art.

Sie denken, so eine Partei gehöre verboten? Wo würden Sie Ihr Kreuz machen?

...der Morgen danach

Auch wenn die Gründung einer HVP glücklicherweise bisher nicht stattgefunden hat, so erfreut sich die Ideologie Bert Hellingers doch großer Beliebtheit. Von einer bloßen Randerscheinung zu sprechen, würde dem

Phänomen nicht gerecht. Mittlerweile hat die Begeisterung für Hellingers fragwürdiges Weltbild inklusive pseudopsychologischer „Therapie" auch an einzelnen Universitäten und (Stiftungs-)Fachhochschulen Einzug gehalten. Das Gefährliche daran ist, dass die Auseinandersetzung mit Hellinger dort nicht auf der Basis einer kritischen Analyse seiner Thesen geschieht, diese Thesen vielmehr unreflektiert rezipiert, gelehrt und angewandt werden. Die Konsequenz: Hellingers reaktionäre Heilslehre erhält dadurch einen wissenschaftlichen Anstrich und erfährt entsprechende gesellschaftliche Aufwertung.

Gründe genug...

...um einen kritischen wissenschaftlichen Diskurs in der Öffentlichkeit zu beginnen. Anfang November 2003 luden die Studierendenvertretungen der Geschwister-Scholl-Universität [= Ludwig-Maximilians-Universität] und der Fachhochschule München ein zu einer Veranstaltung mit dem Titel: *„Niemand kann seinem Schicksal entgehen"* – *notwendige Stellungnahmen aus drei Universitäten zu Weltbild und Methode Bert Hellingers*.

Auch im Rahmen der Diskussion im Anschluss an die Referate begegneten uns viele VertreterInnen des esoterischen Erkenntnisprinzips, dass nur analysieren und beurteilen kann, wer etwas selbst erfahren hat – Erkenntnis durch Intuition statt durch Vernunft. Mit der Veröffentlichung dieses Buches stellen wir uns diesem antiaufklärerischen Grundsatz entgegen: Zwar haben diejenigen, die nicht anwesend waren, einiges verpasst; wir bieten jedoch hiermit die Inhalte der Veranstaltung – in redaktionell überarbeiteter Fassung und ergänzt durch weitere aktuelle Beiträge – als Ersatz an. Das Buch vermittelt einen ersten Einblick in die Gedankenwelt des Bert Hellinger, wobei ein besonderer Schwerpunkt auf das daraus abgeleitete Geschichtsbild gelegt wird; es zeigt die zentralen Schwächen des „therapeutischen" Konzeptes auf und versucht zu erklären, warum das Familienstellen trotz seiner klinischen Unbrauchbarkeit so starken Zulauf – auch von Fachleuten – verzeichnete; es wirft einen Blick auf die Aufsteller-Szene und den dort üblichen Argumentationsstil; und es gibt einen Überblick über die Bandbreite, die die Kritik am Familienstellen nach Hellinger mittlerweile angenommen hat.

Wir möchten uns ganz herzlich bei Prof. Sabine Pankofer (Katholische Stiftungsfachhochschule), Prof. Heiner Keupp (Geschwister-Scholl-Universität/LMU), Prof. Klaus Weber (Fachhochschule München),

Dipl. Soz.-Päd. Claudia Barth (ehem. Studentin an der Katholischen Stiftungsfachhochschule) und bei Moderator Colin Goldner (*Forum Kritische Psychologie*, München) für die kompetenten Beiträge bedanken. Wir hoffen, dass diese Veranstaltung und die vorliegende Dokumentation die in Gang gesetzte kritische Debatte um das Thema Hellinger kräftig vorantreiben werden.

AStA der GSU München   Dezember 2003

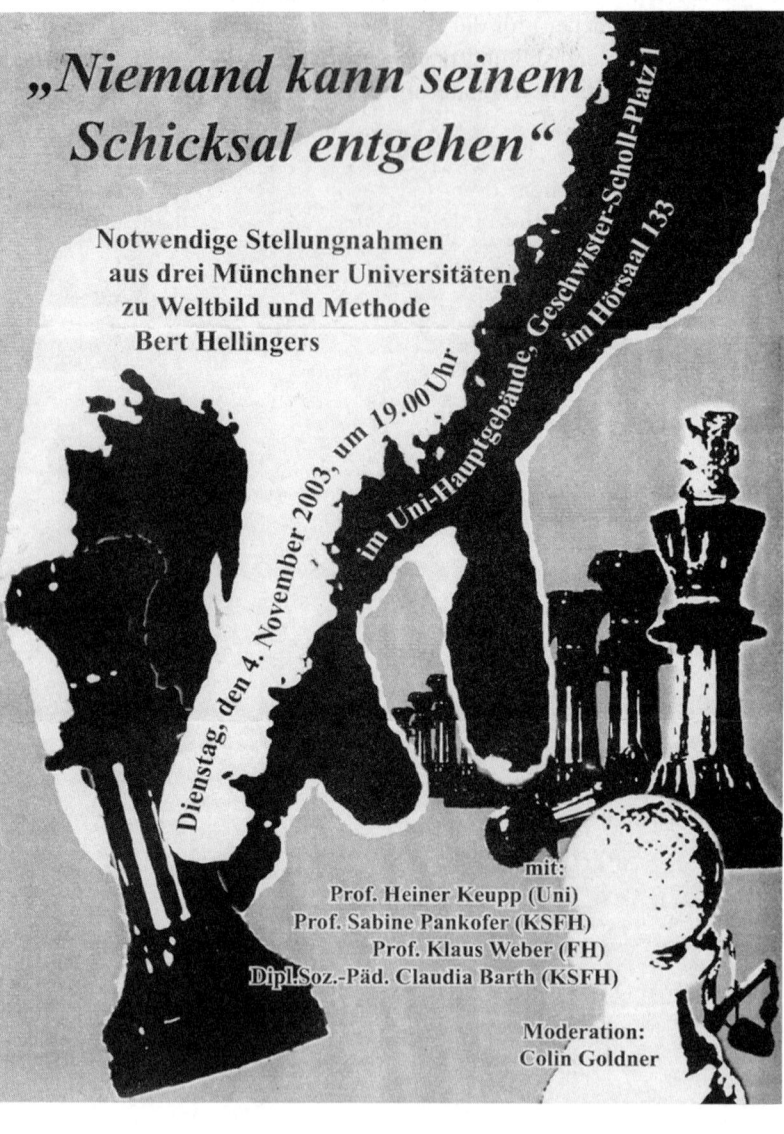

„Niemand kann seinem Schicksal entgehen"

Notwendige Stellungnahmen
aus drei Münchner Universitäten
zu Weltbild und Methode
Bert Hellingers

Dienstag, den 4. November 2003, um 19.00 Uhr
im Uni-Hauptgebäude, Geschwister-Scholl-Platz 1
im Hörsaal 133

mit:
Prof. Heiner Keupp (Uni)
Prof. Sabine Pankofer (KSFH)
Prof. Klaus Weber (FH)
Dipl.Soz.-Päd. Claudia Barth (KSFH)

Moderation:
Colin Goldner

"Niemand kann seinem Schicksal entgehen"

Veranstaltung über die Methoden und die Weltanschauung Bert Hellingers

Esoterische Heilslehren nehmen nicht nur im gesellschaftlichen Diskurs mehr und mehr Einfluss, sondern machen auch vor den Toren der Universitäten als „Hort der Wissenschaft" nicht halt. Der Skandal um den Universitätsdozenten und bekennenden Hellingerjünger Prof. Franz Ruppert von der Katholischen Stiftungsfachhochschule München (KSFH), der im universitären Rahmen Aufstellungen nach Hellinger betreibt und seine StudentInnen zu kostenpflichtigen Hellinger-Veranstaltungen schickte, ist nur die Spitze des Eisbergs.

Es gibt kaum Universitäten, an denen DozentInnen nicht offen oder zumindest latent das Weltbild und die Methoden Bert Hellingers vertreten: Ein Weltbild, in dem alles, was geschieht oder geschehen ist - auch der Holocaust - Teil einer höheren Ordnung ist und somit zurecht geschieht oder geschehen ist; ein Weltbild, in dem feudale Familienverhältnisse als naturgegeben gelten und alle „Verstöße" dagegen als Verstöße gegen die Natur angesehen werden; ein Weltbild, das Opfer zu Tätern macht; eine Methode, die mit wissenschaftlicher Psychologie nichts mehr gemein hat, sondern eher an Predigten eines Sektenführers erinnert, eine Methode, die bereits Suizidopfer gebracht hat. Um ein Forum für Kritik an dieser Ideologie zu bieten, bieten wir folgende Veranstaltung an:

> ### „Niemand kann seinem Schicksal entgehen" –
> #### notwendige Stellungnahmen aus drei Münchner Universitäten zu Weltbild und Methode Bert Hellingers
>
> **Dienstag, den 4. November 2003
> um 19.00 Uhr im
> Uni-Hauptgebäude Geschwister-Scholl- Platz 1,
> im Hörsaal 133.**
> Eine Veranstaltung des Studentischen Sprecherrates; Unkostenbeitrag: 2€/ 3€

- Moderiert werden wird sie von **Colin Goldner (Forum kritische Psychologie e.V.)**, Autor verschiedener esoterikkritischer Bücher und Herausgeber von „Der Wille zum Schicksal - die Heilslehre des Bert Hellinger".
- **Prof. Heiner Keupp (Universität München)** wird sich auf die Frage konzentrieren, wen Hellinger mit seinem "Programm" erreicht und welche "Bedürfnisse" er bedient
- Des weiteren wird **Prof. Sabine Pankofer (KSFH)** die Wirkungen des Hellingerianismus auf die Ausbildung von Sozialpädagogen darstellen und **Prof. Klaus Weber (FH)** über den „Skandal Ruppert" an der KSFH und über Rupperts Weltbild referieren.
- Eine politische Einschätzung von Hellingers Wirken gibt **Claudia Barth**, Sozialpädagogin, ehemalige Studentin an der KSFH und Autorin von „Über alles in der Welt - Esoterik und Leitkultur".

AStA der Uni München, Bundesvereinigung Psychologiestudierende im BDP, Deutscher Freidenker Verband e.V., Fachschaft Psychologie der Uni München, Fachschaft für Soziale Arbeit an der FH München, Forum Kritische Psychologie e.V., Landesausschuss der Studentinnen und Studenten der Gewerkschaft Erziehung und Wissenschaft Bayern (GEW), Verlag alibri

Unterstützt durch den Kurt Eisner Verein für politische Bildung - Kooperationspartner der Rosa-Luxemburg-Stiftung.

Informationen unter www.stuve.uni-muenchen.de

ViSdP.: Alex Geller, Leopoldstr. 15, 80802 München

Der Münchner Lokalsender *Radio LORA 92,4* brachte im Vorfelde der Veranstaltung an der *Geschwister-Scholl-Universität* (Ludwig-Maximilians-Universität) vom 4. November 2003 ein Interview mit Colin Goldner, das einen kurzen Überblick gibt über die Kritik an Weltbild und Methodik des Bert Hellinger. Das Gespräch führte Studioredakteurin Eva Strasser (Kultur), es wurde erstmalig am 28.9.2003 ausgestrahlt und in den folgenden Tagen mehrfach wiederholt. Die Podiumsdiskussion an der GSU wurde in voller Länge am 31.12.2003 gesendet.

Radio LORA München ist *das* politische und parteiunabhängige Münchner Wortradio. Ohne Denkverbote und Dogmatismus versucht *Radio LORA München* gegen Stammtischparolen, postmoderne Beliebigkeit und Fundamentalismen aller Art anzutreten. Wichtiger als aufgeregte Aktualität sind bei *Radio LORA München* Meinungen, Analysen, Diskussionen und Nachrichten, die Spuren legen und Orientierung geben im täglichen Wahnsinn. *Radio LORA München* ist zu empfangen täglich von 19-24 Uhr auf UKW 92,4 (http://home.link-m.de/lora).

Radio Lora / Colin Goldner

Bert Hellinger – Guru der Psychoszene

Radio Lora: Seit zehn Jahren gilt Bert Hellinger als der absolute Guru der Psychoszene. Mit seiner Methode des Familienaufstellens füllt der 77-Jährige schon mal Säle mit 500 Hilfesuchenden. Doch entscheidender als diese Methode ist sein ultrareaktionäres Weltbild, bei dem die Frau prinzipiell immer Schuld hat. Neuerdings will der Guru ganze Nationen therapieren, indem er Völker und Staaten aufstellt. Gerne stellt er auch Nazi-Deutschland auf, dazu die Juden im Dritten Reich. Und alle, alle fallen sich am Ende seiner Inszenierungen tränenüberströmt in die Arme. Der ewiggestrige Geist Hellingers müffelt auch aus jeder Masche seines ewiggleichen Wollüberziehers, mit dem er antritt, die Familienhölle zu heilen. Es wurde Zeit für eine kritische Auseinandersetzung mit diesem Wolf im Schafspelz. Die hat der Sektenkritiker Colin Goldner in seinem Buch *Der Wille zum Schicksal* geleistet. Herr Goldner, was ist der Hintergrund von Hellingers Wandlung vom Afrika-Missionar zum Star der Eso-Szene?

Colin Goldner: Ursprünglich war Hellinger Missionar eines völlig unbedeutenden, dafür umso katholischeren Heilsverkünderordens, der so genannten „Mariannhiller Missionare", die, aus Würzburg stammend, in den 1950er und 1960er Jahren den Zulu in Südafrika das Wort des Herrn beigebogen haben. Heute ist Hellinger der weltweit mit Abstand bekannteste Psychotherapeut der Jetztzeit. Was die schiere Menge seiner Publikationen anbelangt, ist er durchaus in einer Reihe zu sehen mit den Säulenheiligen der Szene, von Sigmund Freud über Alfred Adler und Wilhelm Reich bis hin zu Paul Watzlawick oder Arnold Lazarus.

Radio Lora: Hat er denn überhaupt irgendeine therapeutische Ausbildung?

Colin Goldner: Hellinger ist ausgebildeter Theologe, sprich: Missionspriester. Nach seinem Abschied aus dem Missionsorden hat er in Wien eine psychoanalytische Ausbildung begonnen, diese allerdings nach kurzer Zeit abgebrochen, sie also nicht abgeschlossen. Er hat im Anschluss daran in eine Vielzahl anderer Verfahren hineingerochen, ist aber in keinem dieser Verfahren ordentlich ausgebildet oder qualifiziert. Er ist bis heute auch nicht befugt zur Ausübung von Psychotherapie.

Radio Lora: Kommen wir doch gleich zum Wesentlichen: Wie funktioniert die Familienaufstellung nach Hellinger?

Colin Goldner: Bevor ich über die Aufstellungen selbst etwas sage, ist es
wichtig, das dahinterstehende Weltbild etwas auszuleuchten, aus dem sich
das Verfahren speist. Das Familienaufstellen, um auch das vorauszu-
schicken, wurde ja keineswegs von Hellinger erfunden, vielmehr stellt es
eine herausgegriffene Technik aus der traditionellen Familientherapie dar,
wie sie von Mara Selvini Palazzoli oder von Virginia Satir entwickelt
wurde. Hellinger hat diese längst bekannte Technik aus ihrem Gesamt-
kontext herausgegriffen und sie mit seiner besonderen, sprich: esoterischen Weltanschauung umkleidet. Ebendiese esoterische Konnotation
macht seine Therapie aus, die sich insofern ganz wesentlich von seriöser
Familientherapie unterscheidet. Hellingers Weltbild basiert auf folgender
Überlegung: In jedem Sozialgefüge, jeder Familie also, jeder Volks-
gruppe oder auch Sippe, wie er es gerne nennt, gebe es eine natürliche
Ordnung, in die jedes Mitglied sich widerspruchslos einzufügen habe.
Das bedeutet, dass grundsätzlich der Mann Vorrang habe vor der Frau,
der Erstgeborene Vorrang vor dem Zweitgeborenen: Vorstellungen also,
wie sie sich im Alten Testament finden. Hellinger sagt nun: Wenn gegen
diese Ordnung verstoßen werde, wenn also die Frau sich nicht dem Mann
unterordne, werde innerhalb des Systems ein Mitglied krank. Die Krankheit befalle allerdings nicht notwendigerweise die Person, die sich ord-
nungswidrig verhalten habe, sondern einen beliebigen Symptomträger
selbst späterer Generationen. Man könne sozusagen bis ins siebte Glied
für die Schicksalsverweigerung eines Ahnen bezahlen müssen. Sobald –
und nur wenn – die Familien- beziehungsweise Sippenverstrickungen
aufgelöst würden, könne der Betroffene gesunden.

Derlei Entstrickung erfolgt nach Hellinger nun über eine Aufstellung
sämtlicher Beteiligter, auch der längst verstorbenen, durch Stellvertreter.
In einer Therapiegruppe werden einzelne Personen gebeten, die zur Rede
stehenden Familienmitglieder des Ratsuchenden – wie in einem Bühnen-
schauspiel – darzustellen. Sobald diesen Stellvertretern nun durch den
Ratsuchenden ihre jeweilige Rolle zugewiesen sei – ein Teilnehmer spielt
etwa die Rolle des Vaters, der nächste des Großvaters, der nächste des
Ur- bzw. Ururgroßvaters etc. – träten sie in Kontakt zu einem, wie Hellinger es nennt: höheren, wissenden Feld, einer Art Weltenseele. Dieses
wissende Feld gebe ihnen nun authentischen Zugang zu den Gedanken
und Gefühlen der von ihnen repräsentierten Personen. Der Mitspieler
also, der die Rolle etwa des verstorbenen Großvaters übernimmt, be-

komme nun dadurch, dass er auf eine bestimmte Position gestellt werde, genau die Eindrücke, die Empfindungen und Erlebnisse, die der tatsächliche Großvater gehabt habe – und als Toter immer noch habe. Und nun kommt der Therapeut ins Spiel: Durch eine von ihm vorgenommene räumliche Umgruppierung der in einer „falschen Ordnung" stehenden Stellvertreter, verbunden mit dem Nachsprechenlassen ritueller Sätze, beispielsweise „Du bist groß und ich bin klein" oder „Ich gebe dir die Ehre", werde die „rechte Ordnung" wiederhergestellt, was zur Heilung des jeweiligen Symptomträgers führe.

Radio Lora: Hellinger arbeitet auch mit der Inzest-Problematik. Wie geht er damit um?

Colin Goldner: Wenn eine Patientin mit dem Problem einer Inzest-Erfahrung, eines sexuellen Übergriffes etwa seitens des Vaters, zur Familienaufstellung kommt, wird sie aufgefordert, dem Vater „die Ehre zu erweisen": Sie muss zunächst über ihre Stellvertreterin, dann auch selbst, dem von einem anderen Teilnehmer gespielten Vater zu Füßen gehen und ihm sagen: „Lieber Vater, ich gebe dir die Ehre." Und: „Für die Mama hab' ich's auch gerne getan!" Hellinger weist Verantwortung und Schuld für einen Inzest dem betroffenen Opfer selbst zu.

Radio Lora: Der Todesfall von Leipzig hat Schlagzeilen gemacht. Was war da genau passiert?

Colin Goldner: In Leipzig war eine junge Frau und vierfache Mutter auf die Bühne gekommen, zusammen mit ihrem Ehemann, von dem sie in Trennung lebte. Mehr wusste Hellinger, der diese Veranstaltung leitete, nicht von den beiden. Sie wollten von Hellinger erfahren, zu wem denn nach einer Scheidung die Kinder kommen sollten. Ohne das Geringste von dieser Frau und diesem Mann zu wissen, wies Hellinger der Frau die Schuld für das Scheitern der Ehe zu – in Klammern gesagt: es sind aus Hellingers Sicht immer die Frauen schuld, wenn irgendetwas in Partnerbeziehungen nicht klappt – und sagte, auf sie deutend: „Hier sitzt das kalte Herz. Die Kinder sind bei der Frau nicht sicher, die gehören zum Mann." Die junge Frau verließ in Schock die Bühne. Hellinger rief ihr hinterher: „Die Frau geht, die kann keiner mehr aufhalten", was bedeuten könne, dass sie sterben werde. Die Frau schrieb noch einen Abschiedsbrief, ganz in Hellingerschem Sprachduktus, in dem es sinngemäß heißt: „Wenn es denn die rechte Ordnung wiederherstellt, dass ich meinen Kindern aus dem Wege gehe, werde ich das auch tun. Auch wenn es nicht das ist, was ich will." Anschließend nahm sie sich das Leben.

Radio Lora: Die Familienaufstellung scheint für die Teilnehmer doch einige Risiken zu bergen?

Colin Goldner: Allerdings, es kommen ja Menschen in diese Aufstellungen mit dem Anspruch, dort Therapie zu erfahren. Was sie kriegen, ist, dass ihnen reaktionäre Werte, Ordnungen und Vorstellungen übergestülpt werden, die auf der einen Seite mit großem emotionalen Erschüttertsein einhergehen können und auf der anderen Seite therapeutisch nichts bewirken. Ebendaraus können sich für die einzelne Teilnehmerin und den einzelnen Teilnehmer zusätzliche und schwerwiegende Probleme ergeben.

Radio Lora: Gibt es denn überhaupt eine Nachsorge nach so einer Sitzung?

Colin Goldner: Nachsorge gibt es bei Hellinger prinzipiell nicht. Er geht davon aus, dass die Aufstellung an sich hilfreich und heilsam sei. Jede Form von Nachsorge nehme der Aufstellung ihre heilende Kraft weg. Ausdrücklich unterbindet er insofern jedwede Weiterbetreuung, in seinen Aufstellungen unterbindet er sogar Nachfragen – nicht nur kritisches, sondern jedwedes. Es ist ausdrücklich verboten, nach einer Aufstellung über das Erlebte zu sprechen.

Radio Lora: Hellinger hat ja auch viele Nachahmer gefunden. Was ist das für eine Szene?

Colin Goldner: Es gibt im deutschsprachigen Raum an die zweitausend Therapeuten und Therapeutinnen, die nach Hellingers Vorgaben arbeiten. Es findet sich eine erstaunlich hohe Anzahl an akademisch qualifizierten Praktikern darunter, die Mehrzahl aber kommt aus dem weiten Feld der esoterischen Psychoszene. Es finden sich da Homöopathen, Handaufleger, Reinkarnationstherapeuten oder Aura-Soma-Praktiker: schlechterdings alles, was in der Esoterikszene beheimatet ist, ist grundsätzlich kompatibel mit Hellinger. Die Hellinger-Szene ist, auch wenn sie sich mit großem Aufwand professionelle Konturen zuzulegen sucht, außerordentlich unprofessionell. Sie hat mit seriöser klinischer Psychotherapie so viel zu tun wie Astrologie mit Astronomie: nämlich gar nichts. Ganz abgesehen davon ist das Gros der nach Hellinger arbeitenden Therapeuten rechtlich nicht befugt zur Ausübung der Heilkunde.

Radio Lora: Wie kann es angehen, dass immer mehr Hellingerianer Aufstellungen mit Firmen machen?

Colin Goldner: Die Technik des Aufstellens, in der Familienstrukturen „erhellt" werden, lässt sich eins-zu-eins auch auf Verhältnisse in Betrieben oder in Wirtschaftsorganisationen übertragen. Es wird statt der Familie einfach die Betriebsbelegschaft aufgestellt.

Radio Lora: Sind das dann größere Firmen, die sowas machen?

Colin Goldner: Es sind wohl in erster Linie größere Firmen, es kann aber durchaus auch der mittelständische Betrieb der Hellingerschen Propaganda auf den Leim gehen und für einen Fortbildungstag einen der zahllosen Organisationsberater oder Coaches aus der Hellinger-Szene engagieren.

Radio Lora: Längst praktiziert Hellinger nicht mehr nur Familienaufstellungen, er stellt ganze Völker, Nationen und Staaten auf. Wie funktioniert das?

Colin Goldner: Teilnehmer, die bisher für Familienangehörige standen, etwa für Vater und Mutter, oder für Chef und Angestellte in einem Betrieb, stehen nunmehr stellvertretend für ganze Staaten, etwa für Israel der eine und für Palästina der andere; oder der eine für den Irak, der andere für die USA. In der Aufstellung würden nun die vermeintlich hinter den Konflikten, die diese Staaten miteinander haben, stehenden systemischen Verstrickungen erhellt. Es werden die Personen, die stellvertretend für die jeweiligen Staaten stehen, einander neu zugeordnet, sie müssen, wie in der Aufstellung mit Familien auch, rituelle Sätze nachsprechen, um einander dann letztlich befreit und oft tränenüberströmt in die Arme zu sinken. Es habe dies, so Hellinger, über den Weg des wissenden Feldes unmittelbare Auswirkung auf die betroffenen Länder: Wenn in einer Aufstellung etwa ein Israel-Stellvertreter und ein Palästina-Stellvertreter einander in die Arme sinken, trage dies wesentlich zur Lösung des realen Konfliktes im Nahen Osten bei.

Hellinger stellt gerne auch Hitler-Deutschland auf: auf der einen Seite Repräsentanten der Nazis, auf der anderen Repräsentanten der im Dritten Reich verfolgten Juden. Er hat auch schon BRD und DDR aufgestellt, unlängst auch George Bush und Osama Bin Laden. Es gibt eigentlich nichts, was er nicht schon aufgestellt hätte, selbst Jahwe und den Gott der Christen, auf dass die dazugehörigen Religionsgemeinschaften zur Versöhnung fänden. Die angeführten Beispiele belegen deutlich, dass Hellinger mit seinen esoterisch durchwaberten Laienspielinszenierungen inzwischen komplett ins Irrationale abgedriftet ist.

Radio Lora: Es ist ja wohl anzunehmen, dass Hellinger ganz gut von seinen Aufstellungen leben kann.

Colin Goldner: Man kann es annehmen. Es gibt Aufstellungskongresse, an denen bis zu 5000 Menschen teilnehmen. Wenn jeder nur 200 Euro bezahlt für ein Wochenende, kann man sich leicht ausrechnen, was da rüberkommt. Gleichwohl Hellinger nach außen hin den Anschein des vollkommen bedürfnislosen, ätherisch abgehobenen Weltenretters erweckt, nehme ich an, dass da schon auch für ihn persönlich etwas hängenbleibt.

Radio Lora: Wenn Sie ein Fazit ziehen: wie ist der riesige Erfolg des ehemaligen Afrika-Missionars zu erklären?

Colin Goldner: In einer immer komplexer werdenden Welt sehnen viele Menschen sich nach einfachen Orientierungsmöglichkeiten und vor allem nach unwandelbaren Wertesystemen, die nicht morgen schon wieder über den Haufen geworfen werden. Ex-Missionspriester Hellinger bietet derlei einfach gestrickte Welterklärungsmodelle an: Zurück hinter alles, was zu komplex und damit konfliktär erscheint: hinter alles, was die Frauenbewegung erkämpft hat, hinter '68, hinter die bürgerlichen Errungenschaften des 19. und 18. Jahrhunderts, hinter Humanismus und Aufklärung – zurück zu alttestamentarisch-mosaischen Welt- und Werteordnungen, in denen patriarchale Sippen- und Familienhierarchien noch unhinterfragt Geltung hatten. Und vor allem: in denen Frauen nichts zu melden hatten. Hellingers esoterische Anwandlungen, seine Kontaktnahme etwa mit toten Ahnen oder sein Eintreten in ein „wissendes Feld", aus dem er seine vermeintlich „ewiggültigen Wahrheiten" herleitet, biedern sich dem aktuellen Zeitgeist zusätzlich an.

Heiner Keupp

Von der (Ohn-)Macht der Helfer –
Was Hellinger seine Anhängerschaft sichert

Ich habe eingestandenermaßen eine negative Gegenübertragung zu allem, was mit Hellinger zu tun hat. Es macht mir noch nicht einmal Spaß, mein Kritikpotential auszuspielen. Als ich vor einiger Zeit in meiner Funktion als Fachbeirat der Münchner Volkshochschule dafür sorgte, dass aus den Programmen dieses öffentlich geförderten Bildungsforums alle Veranstaltungen herausgenommen wurden, die sich explizit auf Hellinger bezogen, dachte ich, dass das genug Engagement sei. Immerhin hatten wir uns gemeinsam im Fachbeirat Ausschnitte aus Aufstellungsvideos angeschaut und das Entsetzen gespürt, das einem beschert wird, wenn man die dort vorgeführten Machtinszenierungen eines ehemaligen katholischen Missionars erlebt. Mit diesen Inszenierungen wollte ich eigentlich nichts mehr zu tun haben. Kein aufgeklärter Mensch kann das wollen, und ich bin ja kein Sektenbeauftragter, der sich gegen Bezahlung mit den Ausgeburten totalitärer oder esoterischer Gehirne beschäftigen muss. Endgültig war für mich die Ekelschwelle überschritten, als mir jemand empfahl, einen Text aus dem *Virtuellen Bert Hellinger Institut* zu lesen, der dort unter dem Titel „Das Judentum in unserer Seele. Was Juden und Christen versöhnt"[1] angeboten wird. Die Auseinandersetzung mit einem Mann, der den jüdischen Überlebenden des Holocaust in Israel die unglaubliche „Diagnose" stellt, dass sie in ihrem Handeln gegenüber den Palästinensern die „nationalsozialistische Täterenergie unbewusst übernommen" hätten,[2] ist unmöglich.

---

[1] Hellinger, Bert: Das Judentum in unserer Seele. Was Juden und Christen versöhnt [2002]. In: Das Virtuelle Hellinger Institut, http://www.hellinger.com/deutsch/virtuelles_institut/bert_hellinger/vortraege/judentum_in_unserer_Seele.shtml (1.11.2003).

[2] Ebenda, S. 10.

Mich beschäftigt besonders die Frage, wie es Hellinger gelingen konnte, eine so große Anhängerschaft zu rekrutieren. Vor allem beschäftigt mich die Frage, warum diese Zustimmung gerade auch in Kenntnis von Hellingerschen Aussagen erfolgt, die aufgeklärtem Bewusstsein nicht zumutbar sind. Warum protestieren Psychotherapeuten nicht, wenn die Antiaufklärung ungefiltert in Massenveranstaltungen ihre Stimme erhebt? Im Blick habe ich bei dieser Frage vor allem Kolleginnen und Kollegen meiner Generation, die durch die Lernprozesse der Studenten-, Frauen- und Friedensbewegung gegangen sind; die sich vielleicht sogar mit Kritischer Theorie und Ideologiekritik auseinandergesetzt haben und die konstruktivistische und dekonstruktivistische Analysen gelernt haben. Was begründet bei diesen Angehörigen meiner Generation diese kollektive Amnesie gegenüber den eigenen kritischen Lernprozessen?

Am leichtesten tue ich mir bei dieser Suche nach Antworten noch bei einigen ehemaligen Mitgliedern politsektiererischer Kadergruppen, die schon im Ausgang der Studentenbewegung den antiautoritären Ausgangsimpuls verraten hatten und lieber Mitglieder eines machtvollen Politbüros einer 11-köpfigen kommunistischen Partei wurden. Dem mühsamen Weg, das „Handwerk der Freiheit" – um den schönen Titel von Peter Bieri aufzugreifen – zu erlernen, wurde eine schlechte Aufhebung des autoritären Charakters vorgezogen. Diese „Abkürzung" von der proletarischen Revolution zum Gemeindemitglied der Hellingerschen Volkskirche – denn Tatbestandsmerkmale eines elitären Geheimordens liegen nicht vor! – erklärt nur Spurenelemente des Phänomens. Obwohl ich um die Hellingerschen Texte eher einen Bogen machen wollte – ganz kommt man an ihnen nicht vorbei. Sie machen offensichtlich ein „Gebrauchswertversprechen".[3] Sie liefern Erzählungen, die vielen Zuhörern und Lesern die Hoffnung auf Lösung von überkomplexen Problemen, die Hoffnung auf Antworten auf schwierige Sinnfragen oder die Hoffnung auf Überwindung von Ohnmacht geben. Aber es ist ein „Versprechen" mit einem hohen Potential, Abhängigkeit zu fördern, die nicht zuletzt aus dem Mangel an wirklicher Erfüllung resultiert. Dieses Versprechen und die Bereitschaft, sich ihm auszuliefern, sind nur zu begreifen, wenn sie in den aktuellen gesellschaftlichen Kontext eingeordnet werden. Zunächst soll das Hellingersche Angebot kurz beleuchtet werden, und danach wird gefragt werden, auf welchem soziokulturellen Hintergrund es als Gebrauchswertversprechen wirksam werden kann.

---

[3]   Vgl. Haug, Wolfgang F.: Kritik der Warenästhetik. Frankfurt: Suhrkamp 1971.

Die Gebrauchswertversprechen

Was treibt Tausende von Psychofachleuten in die großen Hörsäle von Universitäten und in die Kongresszentren, um einem in die Jahre gekommenen ehemaligen katholischen Ordenspriester bei seinen familientherapeutischen Schnellschüssen zu lauschen und zuzusehen? Zunächst einmal verspricht Hellinger einen Zuwachs an „Pastoralmacht", wie der Philosoph Michel Foucault die hegemoniale Kontrolle über die Seelen von Menschen nennt.[4] Er verspricht Macht, Handlungsfähigkeit, schnelle Lösungen und das Gefühl von Selbstwirksamkeit, also Auswege aus der Ohnmacht, die bei psychotherapeutischen Helferinnen und Helfern immer droht. Im psychosozialen Bereich ist immer mehr von Burnout oder von der Hilflosigkeit der Helferinnen und Helfer die Rede, von den alltäglichen Mühen, die das Arbeiten an biographischen Verkrüppelungen, an der Entfremdung, der Hektik, der Gehetztheit oder der Beziehungslosigkeit in einer turbokapitalistischen Gesellschaft bedeutet. Da ist oft nicht viel zu bewegen. Da fehlen oft die Erfolgserlebnisse. Auch große Visionen, die einen bewegen könnten, dem eigenen Tun Sinn geben könnten, werden rar. Dieser „Ohnmacht" der Helferinnen und Helfer begegnet der Hellingerismus mit einem Versprechen der Macht: Da werden im Schnellverfahren und punktgenau „Lösungen" geboten. Man wundert sich ja nur, dass die Krankenkassen diese „Lösungen" nicht zu ihrem Kassenschlager machen. Hier werden doch effektive „Heilungen" im Eiltempo offeriert. Es bedarf nicht mehr langsamer, zeitaufwändiger und teurer Analysen, die ja kaum mehr als nur „Reflexionszuwachs" und eben keine effektiven „Lösungen" bieten. Auch langwierige Hilfeplanverfahren, die dazu noch aufwendige multiprofessionelle Teamsitzungen verlangen, könnten wir uns sparen. Sie bewirken ja oft ohnehin nur winzige Schrittchen der Veränderung.

Aber die Gewinnung von „Lösungsmacht" allein erklärt die Anhängerschaft nur unzureichend. Bert Hellinger bietet eine faszinierende Erzählung: Es ist die von unerschütterlicher Gewissheit getragene Erzählung von der unverrückbaren Ordnung der Dinge. Da gibt jemand eindeutige Antworten und er strahlt in unbeirrbarer Sicherheit einen Habitus aus, den man in einem einfachen und klaren Satz unterbringt: „Ich weiß, dass es so ist." Er spricht von der „Wahrheit" und dem „Richtigen" und immer

---

[4] Vgl. Steinkamp, Hermann: Die sanfte Macht der Hirten. Mainz: Matthias-Grünewald 1999.

wieder davon, dass er Wahrheit „herausgefunden" habe.[5] Er sieht „Ordnungen, die heilend in der Seele wirken". Eine dieser Ordnungen ist die von Ehre und Liebe, die Kinder ihren Eltern entgegenzubringen haben, auch wenn sie von ihnen misshandelt und missbraucht worden sein sollten: „Wenn man den Eltern Ehre erweist, kommt etwas tief in der Seele in Ordnung". Die „Ursprungsordnung" in den Familien muss anerkannt werden: „Wer oder was zuerst in einem System da war, hat Vorrang vor allem, was später kommt" und natürlich hat auch das Geschlechterverhältnis seine Urform: „Der Mann muss Mann bleiben, die Frau muss Frau bleiben. Denn wenn der Mann das Weibliche in sich zu entwickeln sucht, dann ist das nicht richtig und umgekehrt." Was für eine Botschaft in einer Welt, in der in den letzten Jahren traditionelle Geschlechterrollen „dekonstruiert" werden: Strampelt Euch an dieser Front nicht ab, die Ordnung der Dinge könnt Ihr doch nicht verändern; und lasst Euch keine Emanzipationsflausen einreden, sie machen Euch nur unglücklich. Hellinger sieht auch gar keinen Grund für grundlegende Revisionen der bestehenden Welt: „Ich stimme der Welt zu, wie sie ist. Ich bin ganz zufrieden damit. Ich denke, dass in der Welt Kräfte am Werk sind, die lassen sich nicht steuern."

Leid tun Bert Hellinger alle, die die Welt verändern wollen. Widerstand gegen diese vermeintlich nicht steuerbaren Kräfte sei sinnlos. Das exemplifiziert er am antifaschistischen Widerstand: „Was war das Ergebnis des Widerstandes? Er war gleich Null. Das zeigt, dass Widerstandskämpfer nicht im Einklang waren. Das waren Leute, die gemeint haben, sie könnten das Rad der Geschichte aufhalten. Das geht nicht." Diese Formulierungen aus dem Jahre 1995 sind möglicherweise längst überholt, denn Hellinger betont ja die permanente Revolution: „Die Theoriebildung [ist] immer neu im Gang, denn es zeigt sich, dass vieles, was vor einigen Jahren noch wichtig erschien, durch anderes überholt wurde".[6] Das klingt ja fast wie bei dem aufregenden Theoriebildungsprozess bei Freud, der

---

[5]   Vgl. Interview Bert Hellingers mit *Psychologie heute* von Juni 1995, aus dem im weiteren Text Formulierungen aufgenommen werden: „Wenn man den Eltern Ehre erweist, kommt etwas tief in der Seele in Ordnung". Interview von Marianne Krüll und Ursula Nuber mit Bert Hellinger. In: Psychologie Heute, Juni 1995, S. 22-26.

[6]   Hellinger, Bert: Das Familien-Stellen in Bewegung [2002]. In: Das Virtuelle Bert Hellinger Institut, http://www.hellinger.com/deutsch/virtuelles_institut/ grundlagen_voraussetzungen/familien_stellen_in_bewegung.shtml,   S. 1 (1.11.2003).

seine Konzepte immer wieder überdacht und revidiert hat und seine Leser an diesem Prozess teilhaben lässt. Freud formuliert Konzepte wie seine Triebtheorie, und es ist ein Suchen und Tasten nach der stimmigen Passung. Davon ist bei Bert Hellinger außer dem Versprechen aber auch wirklich gar nichts zu spüren. In seinen neuesten Verlautbarungen begegnen einem die gleichen Grundmuster, die einen schon in den 1990er Jahren daran zweifeln ließen, ob man der eigenen Lektüre trauen darf: Das darf doch nicht wahr sein, was man gerade gelesen hat! Das kann doch nicht ernsthaft jemand vertreten, der auch ernst genommen werden will! Aber genau das, was einen am eigenen Verstand zweifeln lässt, enthält das „Gebrauchswertversprechen": Da hat einer in die „Tiefe" geblickt und dabei mehr als einen Zipfel der „Wahrheit" zu fassen bekommen: „Es gibt eine Tiefe, in der alles zusammenfließt. Sie liegt außerhalb der Zeit. Ich sehe das Leben wie eine Pyramide. Oben auf der ganz kleinen Spitze läuft das ab, was wir Fortschritt nennen. In der Tiefe sind Zukunft und Vergangenheit identisch. Dort gibt es nur Raum, ohne Zeit. Manchmal gibt es Situationen, in denen man mit der Tiefe in Verbindung kommt. Dann erkennt man z. B. Ordnungen, verborgene Ordnungen, und kann in der Seele an Größeres rühren."[7] Auch das ein eher älterer Text, aber klingen denn die Formulierungen aus jüngerer Zeit anders?

Auch aktuell präsentiert sich da jemand, der im „Dienste der Wirklichkeit" und im „Dienst der Wahrheit" steht – was bei Hellinger zu einer zusammenfließenden Einheit wird –, nicht angekränkelt von philosophischen Zweifeln von Kant bis zum zeitgenössischen Konstruktivismus: „Der Familienaufsteller weiß, dass er im Dienst einer Wirklichkeit steht, die ans Licht drängt", er soll ermöglichen, „dass Verborgenes ans Licht kommt", er „verhält sich als einer, der im Dienst einer großen Sache steht". Seine Aufgabe besteht darin, „etwas größeres Ganzes in den Blick zu bekommen".[8] Der gleiche Gedanke taucht dann auch in selbsterfahrungsgesicherten Bekenntnissen seiner Anhängerschaft auf: „Wer sich intensiv mit Hellinger und seinen Gedanken beschäftigt, findet viele Antworten auf anfangs völlig Unverständliches. Auch große Wahrheiten die zum Teil sehr schwer anzunehmen, noch schwerer zu leben sind. Ich

---

[7]   Hellinger, Bert / ten Hövel, Gabriele: Anerkennen, was ist. München: Kösel 1996, S. 82

[8]   Hellinger, Das Familien-Stellen in Bewegung, S. 1 und 3

spreche da aus eigener und der Erfahrung einer ganzen Reihe von Aufstellungen."[9]

Unverändert ist Hellinger auch in seiner Verachtung für Menschen, die an eine Veränderung der bestehenden Ordnung glauben und daran arbeiten. Die Hoffnung auf eine „bessere Welt", eine „Revolution", die die entfremdete „alte Welt" durch einen qualitativen Sprung hinter sich lässt, wird nicht bedient. Das ist auch gar nicht notwendig, weil ja ohnehin alles in Ordnung ist: „Ich gehe davon aus, dass die Welt gut ist. Das ist sozusagen meine Ausgangsposition. Und dass jeder Versuch sie zu verbessern, eigentlich zum Scheitern verurteilt ist. Umgekehrt: Wenn ich sie so nehme, wie sie ist und dem zustimme wie sie ist, dann kann ich in diesem Zustand etwas ändern."[10]

Jede große „Bewegung" hat und braucht ihre Feinde. Aus der Massenpsychologie wissen wir, wie wichtig diese für den inneren Zusammenhalt einer Anhängerschaft sind. Auf sie kann all die Wut und Enttäuschung projiziert werden, die im Binnenverhältnis der Eigengruppe nicht artikuliert werden kann. Wenn es Feinde nicht gäbe, müssten sie erfunden werden. Aber Hellinger braucht sich da ja nicht zu beklagen. Es gibt die Gegnerschaft, und er weiß auch, was er ihr verdankt. Entsprechend großzügig ist er bei ihrer Bewertung. Er spricht von der „Kraft der Feinde", denn auch sie dienen dem „größeren Ganzen". Er steht gelassen und souverän der Kritik gegenüber, denn „wer sein Eigenes gefunden hat, der ist mit allen anderen gelassen verbunden. Zugleich ist er auch der Feindschaft anderer ihm gegenüber duldsam. Er wartet, bis auch deren Feindschaft sich in der Beziehung auf das je Eigene löst." Hellinger kennt die gruppendynamischen Basisprozesse, die aus der Gruppenkonkurrenz entstehen und die ihm nach dem Motto „Viel Feind, viel Ehr'" im Binnenverhältnis zu der überzeugten Anhängerschaft nur nützen können: „Die Feindschaft braucht in der Regel Gefährten. Sie gewinnt an Kraft durch die Anzahl und die Treue derer, die sich in ihr gegen etwas verbünden. Doch dadurch stärken sie auch die Gefolgschaft jener, gegen die sie sich stemmen. Wenn die Gefolgschaft bröckelt, bröckelt auch die Kraft, sowohl auf der Seite derer, die man bekämpft, als auch auf der eigenen Seite. Ohne Gefolgschaft bleiben die Führer beider Seiten ganz

---

[9]   Krause, Kordula: Ich stelle meine Familie – in mein Herz. In: VENUS – Das Frauenmagazin für Lebenslust & mehr, Mai 2002, S. 4. Zitiert nach: Das Virtuelle Bert Hellinger Institut, http://www.hellinger.com/deutsch/oeffentlich/medienecho/venus_mai_2002.shtml (1.11.2003).

[10] Zitiert in: ebenda, S. 8.

auf sich gestellt. Dann erst zeigt sich die größere Kraft."[11] Ein treuer und profilierter Anhänger von Hellinger ist Bertold Ulsamer vom *Freiburger Bert Hellinger Institut*. Für ihn wird sich das Thema der Gegnerschaft zu seinem großen Meister vor allem biologisch erledigen. Er glaubt an die Durchsetzungskraft des „revolutionären Gedankenguts" und es ist für ihn normal, dass Repräsentanten der alten Denkordnung das „radikal Neue" ablehnen und bekämpfen: „Wenn so etwas total Neues kommt, dann ist es klar, dass es Widerstand gibt, das ist immer so. Alles radikal Neue hat sich nicht dadurch durchgesetzt, dass man Leute überzeugt, sondern dadurch, dass die junge Generation die Ideen angenommen hat und die alten Gegner langsam 'ausgestorben' sind. So wird das beim Familienaufstellen auch sein."[12]

Es soll mich im Weiteren nicht beschäftigen, was das „radikal Neue" sein könnte, das Hellinger und seine Anhängerschaft für sich reklamieren. Inhaltlich wirkt es ja eher wie ein Revival eines reaktionären Tribalismus, in dem Subjekte in ihrem widersprüchlichen Verhältnis von Autonomie und Gebundenheit gegenüber ihrer Herkunft auf ihre „Sippenzugehörigkeit" reduziert werden. Ein handelndes und sein Handeln individuell verantwortendes Subjekt gibt es in der „Theorie" des Hellingerismus nicht, und damit wird nicht nur eine Gegen-Moderne zelebriert, sondern vor allem all das „durchgestrichen", was wir über die Ambivalenzen des modernen Subjekts und auch seine Reflexionspotenz wissen. Der Subjektbegriff der Moderne impliziert ja einerseits ein aktives Bild des Individuums, das zielgerichtet auf die natürliche und soziale Umwelt einwirkt und sein Leben autonom zu bestimmen bemüht ist; andererseits drückt der Begriff schon vom Wortstamm her das Scheitern dieses Souveränitätsanspruchs aus: Das Subjekt[13] ist das „unterworfene" (bzw. „sich unterwerfende") Individuum, das sich in eine immer schon gegebene und machtstrukturierte Welt einzugliedern hat – und dies somit notwendigerweise als Einschränkung seiner Selbstwirksamkeit erlebt. Insofern ist die Dialektik von Autonomie und Herrschaft im Subjektbegriff und seiner Geschichte aufgehoben. Genau diese Dialektik, in der sowohl die modernen Erfahrungen von Selbstwirksamkeit und produktiver Selbstgestaltung der eigenen Identität, aber auch das Leiden, das Scheitern und die Be-

---

[11] Alle Zitate Hellinger, Bert: Die Kraft der Feinde [2002]. In: Das Virtuelle Bert Hellinger Institut, http://www.hellinger.com/deutsch/virtuelles_institut/ kontroversen/kraft_der_feinde.shtml (1.11.2003).

[12] Zitiert in: Krause, Ich stelle meine Familie – in mein Herz, S. 8.

[13] lat.: subicere= unterwerfen, subiectum= das Unterworfene.

schädigung der eigenen Subjektivität enthalten sind, wird im Hellingerismus nicht einmal in Spurenelementen erkennbar. Im Gegenteil: Die angebotenen „Ordnungen" sind traditionale „Ligaturen", also unaufhebbare Einbindungen, die den Anspruch auf individuelle Lebensoptionen als illusionären Selbstbetrug entlarven. Aber ist nicht genau das das „Gebrauchswertversprechen" einer tief verorteten Ordnung oder „Schicksalsgemeinschaft"?[14]

Akzeptiert diese schicksalhafte Ordnung der Dinge, so Hellinger, sie gibt Euch Lebenssicherheit! Erspart Euch die Mühsal des Emanzipationsprozesses – der ohnehin nur ein illusionärer Aufbruch sein kann –, und „es kommt etwas tief in der Seele in Ordnung". Welche gesellschaftlichen Grunderfahrungen können dieses Angebot überhaupt attraktiv machen?

Wie der globalisierte neue Kapitalismus unsere Lebens- und Arbeitsformen verändert

Die großen Gesellschaftsdiagnostiker der Gegenwart sind sich in ihrem Urteil relativ einig: Die aktuellen gesellschaftlichen Umbrüche gehen ans „Eingemachte" in der Ökonomie, in der Gesellschaft, in der Kultur, in den privaten Welten – und auch an die Identität der Subjekte. In Frage stehen zentrale Grundprämissen der hinter uns liegenden gesellschaftlichen Epoche, die Burkart Lutz schon 1984 als den „kurzen Traum immerwährender Prosperität" bezeichnet hatte. Diese Grundannahmen hatten sich zu Selbstverständlichkeiten in unseren Köpfen verdichtet. An den aktuellen Gesellschaftsdiagnosen hätte Heraklit seine Freude, der ja alles im Fließen sah. Heute wird uns ein „fluide Gesellschaft" oder die „liquid modernity"[15] zur Kenntnis gebracht, in der alles Statische und Stabile zu verabschieden ist.

Welche gesellschaftlichen Entwicklungstendenzen prägen heute die gesellschaftlichen Lebensformen der Menschen? Sie lassen sich einerseits als tiefgreifende Individualisierung und als explosive Pluralisierung andererseits beschreiben. Diese Trends hängen natürlich zusammen. In dem Maße, wie sich Menschen herauslösen aus vorgegebenen Schnittmustern der Lebensgestaltung und eher ein Stück eigenes Leben gestalten können, aber auch müssen, wächst die Zahl möglicher Lebensformen und damit die möglichen Vorstellungen von Normalität und Identität. Peter Berger

---

[14] Hellinger, Bert: Die Mitte fühlt sich leicht an. München: Kösel 1996, S. 136.
[15] Bauman, Zygmunt: Liquid modernity. Cambridge: Polity Press 2000.

spricht von einem „explosiven Pluralismus", ja von einem „Quanten-sprung".[16] Seine Konsequenzen benennt er so: *„Die Moderne bedeutet für das Leben des Menschen einen riesigen Schritt weg vom Schicksal hin zur freien Entscheidung.* (...) Aufs Ganze gesehen gilt (...), dass das Individuum unter den Bedingungen des modernen Pluralismus nicht nur auswählen kann, sondern dass es auswählen *muss.* Da es immer weniger Selbstverständlichkeiten gibt, kann der Einzelne nicht mehr auf fest etablierte Verhaltens- und Denkmuster zurückgreifen, sondern muss sich nolens volens für die eine oder andere Möglichkeit entscheiden. (...) Sein Leben wird ebenso zu *einem Projekt* – genauer, zu einer Serie von Projekten – wie seine Weltanschauung und seine Identität."[17]

Individualisierung und Pluralisierung der Lebensformen lassen sich sehr gut an der Entwicklung privater Haushalte aufzeigen.[18] Wir können eine stetige Verkleinerung der Haushalte und eine ungebremste Zunahme von Einpersonenhaushalten beobachten. Von 12 Millionen Haushalten um 1900 sind wir 100 Jahre später bei 31 Millionen Haushalten angelangt. Damals bestand ein Haushalt durchschnittlich aus 4,5 Personen, heute sind wir bei 2,2 Personen angelangt, und die Fachleute halten diesen Trend für nicht gebremst. Die Verkleinerung der durchschnittlichen Haushaltsgröße ist neben der Bevölkerungszunahme dafür vor allem verantwortlich, ein Prozess, der als Singularisierung der Lebensformen beschrieben werden kann. Vor allem die Anzahl der bewusst oder erzwungenermaßen allein lebenden Personen nimmt weiter zu: 38% aller Haushalte sind Einpersonenhaushalte.

Unsere Vorstellungen vom „guten Leben", also unsere zentralen normativen Bezugspunkte für unsere Lebensführung, haben sich in den letzten dreißig Jahren grundlegend verändert. Es wird von einer „kopernikanischen Wende" basaler Werthaltungen gesprochen: „Dieser Wertewandel musste sich in Form der Abwertung des Wertekorsetts einer (von der Entwicklung längst ad acta gelegten) religiös gestützten, traditionellen *Gehorsams- und Verzichtsgesellschaft* vollziehen: Abgewertet und fast bedeutungslos geworden sind 'Tugenden' wie 'Gehorsam und Unterord-

---

[16] Berger, Peter L.: Sehnsucht nach Sinn. Glauben in einer Zeit der Leichtgläubigkeit. Frankfurt: Campus 1994, S. 83.

[17] Ebenda, S. 95.

[18] Näheres dazu bei Glatzer, Wolfgang: Neue Wohnformen für Junge und Alte. In: Schader-Stiftung (Hrsg.): Wohn:wandel. Szenarien, Prognosen, Optionen zur Zukunft des Wohnens. Darmstadt: Schader-Stiftung 2001, S. 216-227.

nung', 'Bescheidenheit und Zurückhaltung', 'Einfühlung und Anpassung' und 'Fester Glauben an Gott.'"[19]

Von diesem Wertewandel sind zentrale Bereiche unseres Lebens betroffen. Ich möchte das exemplarisch an Familie und Identität aufzeigen. Wenn Familie zum Thema wird, dann scheinen alle zu wissen, wovon die Rede ist und doch kann das nicht mehr ein gemeinsam geteilter Bestand sein. Das haben wir ja schon an der Pluralisierung der Lebensformen gesehen. Auch die Werte, Wünsche und Bedürfnisse, die mit Familie verkoppelt sind, haben sich im Zuge des Wertewandels deutlich verändert. Familie ist am besten als prozesshaftes Geschehen zur Herstellung von alltäglichem Vertrauen, von Sicherheit, Verlässlichkeit und Intimität zu verstehen. Es ist ein aktiver Herstellungsprozess, der im Ergebnis zu höchst unterschiedlichen Lösungen führen kann, und er ist permanent, das heißt immer wieder, erneuer- und veränderbar. Familie ist kein Besitz, sondern ein gemeinsames Handlungssystem der beteiligten Personen, das sich ständig neu organisieren muss: sozusagen ein permanenter „Balanceakt".

Der beschriebene Wertewandel vollzieht sich nicht als eine kollektive Formierung, sondern er findet in einer chaotischen Vielfalt einfach statt. Er wird teilweise als große Chance zur Selbstgestaltung begriffen, kann aber auch Widerstände auslösen, die sich in einem möglichst starren Festhalten am immer schon Gehabten ausdrücken können. Insofern verstärkt der Wertewandel auch die Pluralisierung bzw. ist in seiner „Ungleichzeitigkeit" auch Ausdruck der Pluralisierung.

Die empirisch erhobene Milieuvielfalt zeigt anschaulich, was mit dem Schlagwort von der Pluralisierung eigentlich gemeint ist: Eine schier unübersichtliche Vielfalt von Vorstellungen vom guten und richtigen Leben mit der zwangsläufigen Folge, dass es die Wächter allgemeinverbindlicher Normen für die individuelle Lebensgestaltung nicht mehr schaffen, Gehör zu finden. Es scheint so, als habe eine Botschaft der Aufklärung ihr Ziel erreicht: Das „Ideal der Authentizität", das von Herder in klassischer Weise so formuliert wurde: „Jeder Mensch hat ein eigenes Maß", also „seine eigene Weise des Menschseins".[20] Jeder nach seiner Façon!

---

[19] Gensicke, Thomas: Wertewandel und Familie. Auf dem Weg zu „egoistischem" oder „kooperativem" Individualismus? In: Aus Politik und Zeitgeschichte, B 29-30/1994, S. 36-47.

[20] Vgl. Taylor, Charles: Das Unbehagen an der Moderne. Frankfurt: Suhrkamp 1995, S. 38.

Der globalisierte Kapitalismus entfaltet sich als „Netzwerkgesellschaft", die sich als Verknüpfung von technologischen und ökonomischen Prozessen erweist. Dies zeigt vor allem Manuel Castells auf, den ich für den interessantesten Analytiker der Gegenwartsgesellschaft halte. Er hat in einer groß angelegten Analyse die gesellschaftlichen Transformationen der Weltgesellschaft in den Blick genommen.[21] Er rückt die elektronischen Kommunikationsmöglichkeiten ins Zentrum seiner Globalisierungstheorie. Sie hätten zum Entstehen einer „network society" (so der Titel des ersten Bandes der Castells'schen Trilogie) geführt, die nicht nur weltweit gespannte Kapitalverflechtungen und Produktionsprozesse ermöglichen würde, sondern auch kulturelle Codes und Werte globalisiert. Für Castells bedeutet diese Netzwerkgesellschaft einen qualitativen Wandel in der menschlichen Erfahrung: Die Konsequenzen der Netzwerkgesellschaft „breiten sich über den gesamten Bereich der menschlichen Aktivität aus, und transformieren die Art, wie wir produzieren, konsumieren, managen, organisieren, leben und sterben".[22]

Dieser mächtige neue Kapitalismus, der die Containergestalt des Nationalstaates demontiert hat, greift unmittelbar auch in die Lebensgestaltung der Subjekte ein. Auch die biographischen Ordnungsmuster erfahren eine reale Dekonstruktion. Am deutlichsten wird das in Erfahrungen der Arbeitswelt:

Einer von drei Beschäftigten in den USA hat mit seiner gegenwärtigen Tätigkeit weniger als ein Jahr in seiner aktuellen Firma verbracht. Zwei von drei Beschäftigten sind in ihren aktuellen Jobs weniger als fünf Jahre beschäftigt. Vor zwanzig Jahren waren in Großbritannien 80 Prozent der beruflichen Tätigkeiten vom 40-zu-40-Typus (eine 40-Stunden-Woche über 40 Berufsjahre hinweg). Heute gehören gerade noch einmal 30 Prozent zu diesem Typus, und dieser Anteil geht weiter zurück.

Kenneth J. Gergen sieht ohne erkennbare Trauer durch die neue Arbeitswelt den „Tod des Selbst" herbeigeführt, jedenfalls jenes Selbst, das sich der heute allenthalben geforderten „Plastizität" nicht zu fügen vermag. Er sagt: „Es gibt wenig Bedarf für das innengeleitete, 'one-style-for-all'-Individuum. Solch eine Person ist beschränkt, engstirnig, unflexibel. (...) Wir feiern jetzt das proteische Sein. (...) Man muss in Bewegung sein,

---

[21] Castells, Manuel: Das Informationszeitalter. 3 Bände. Leverkusen: Leske+ Budrich 2001.

[22] Castells, Manuel: Informatisierte Stadt und soziale Bewegungen. In: Wentz, Martin (Hrsg.): Die Zukunft des Städtischen. Frankfurt: Campus 1991, S. 137-147, hier S. 138.

das Netzwerk ist riesig, die Verpflichtungen sind viele, Erwartungen sind endlos, Optionen allüberall und die Zeit ist eine knappe Ware."[23]

In seinem viel beachteten Buch *Der flexible Mensch* liefert Richard Sennett (1998) eine weniger positiv gestimmte Analyse der gegenwärtigen Veränderungen in der Arbeitswelt.[24] Der „Neue Kapitalismus" überschreitet alle Grenzen, demontiert institutionelle Strukturen, in denen sich für die Beschäftigten Berechenbarkeit, Arbeitsplatzsicherheit und Berufserfahrung sedimentieren konnten. An ihre Stelle ist die Erfahrung einer [1] „Drift" getreten: Von einer „langfristigen Ordnung" zu einem „neuen Regime kurzfristiger Zeit" (S. 26). Und die Frage stellt sich in diesem Zusammenhang, wie dann überhaupt noch Identifikationen, Loyalitäten und Verpflichtungen auf bestimmte Ziele entstehen sollen. Die fortschreitende [2] Deregulierung: Anstelle fester institutioneller Muster treten netzwerkartige Strukturen. Der flexible Kapitalismus baut Strukturen ab, die auf Langfristigkeit und Dauer angelegt sind. „Netzwerkartige Strukturen sind weniger schwerfällig." An Bedeutung gewinnt die „Stärke schwacher Bindungen", womit zum einen gemeint ist, „dass flüchtige Formen von Gemeinsamkeit den Menschen nützlicher seien als langfristige Verbindungen, und zum anderen, dass starke soziale Bindungen wie Loyalität ihre Bedeutung verloren hätten" (S. 28). Die permanent geforderte Flexibilität entzieht [3] „festen Charaktereigenschaften" den Boden und erfordert von den Subjekten die Bereitschaft zum „Vermeiden langfristiger Bindungen" und zur „Hinnahme von Fragmentierung". Diesem Prozess geht nach Sennett immer mehr ein begreifbarer Zusammenhang verloren. Die Subjekte erfahren das als [4] Deutungsverlust: „Im flexiblen Regime ist das, was zu tun ist, unlesbar geworden" (S. 81). So entsteht der Menschentyp des [5] flexiblen Menschen: ein „nachgiebiges Ich, eine Collage von Fragmenten, die sich ständig wandelt, sich immer neuen Erfahrungen öffnet – das sind die psychologischen Bedingungen, die der kurzfristigen, ungesicherten Arbeitserfahrung, flexiblen Institutionen, ständigen Risiken entsprechen" (S. 182). Lebenskohärenz ist auf dieser Basis kaum mehr zu gewinnen. Sennett hat erhebliche Zweifel, ob der flexible Mensch menschenmöglich ist. Die wachsende [6] Gemeinschaftssehnsucht interpretiert er als regressive Bewegung, eine „Mauer gegen

---

[23]   Gergen, Kenneth J.: The self: death by technology. In: Fee, Dwight (Hrsg.): Pathology and the postmodern. Mental illness as discourse and experience. London: Sage 2000, S. 100-115, hier S. 104.

[24]   Sennett, Richard: Der flexible Mensch. Die Kultur des neuen Kapitalismus. Berlin: Berlin Verlag 1998.

eine feindliche Wirtschaftsordnung" hochzuziehen (S. 190). „Eine der un-
beabsichtigten Folgen des modernen Kapitalismus ist die Stärkung des
Ortes, die Sehnsucht der Menschen nach Verwurzelung in einer Ge-
meinde. All die emotionalen Bedingungen modernen Arbeitens beleben
und verstärken diese Sehnsucht: die Ungewissheiten der Flexibilität; das
Fehlen von Vertrauen und Verpflichtung; die Oberflächlichkeit des
Teamworks; und vor allem die allgegenwärtige Drohung, ins Nichts zu
fallen, nichts 'aus sich machen zu können', das Scheitern daran, durch
Arbeit eine Identität zu erlangen. All diese Bedingungen treiben die Menschen dazu, woanders nach Bindung und Tiefe zu suchen" (S. 189f.).

Was uns Sennett mit besorgter Grundhaltung vermittelt, wird von anderen Gegenwartsdeutern sehr viel lockerer genommen und als Chance
für die „fitten Subjekte" gesehen. Die Fitness-Narration, die uns überall
begegnet, scheint allerdings wenig zur Förderung von Lebenssouveränität
beizutragen, sondern fördert eher den Typus der flexiblen Anpassung an
äußere Standardisierungen, die immer häufiger wechseln und sich nicht
mehr in einem fixen Typus kristallisieren. In diese Richtung entstehen
neue normative Modelle, an deren Etablierung sich auch Sozialwissen-
schaftlerInnen längst beteiligen. Ernest Gellner (1995) hat diesen „neuen
Menschen" als den „modularen Menschen" beschrieben. Er greift damit
auf eine Metapher aus der Möbelindustrie zurück, in der sich die Entwicklung von einem massiven Holzschrank immer mehr zu einem modularen Einrichtungssystem gewandelt hat, in dem beliebig Teile angebaut
und ausgetauscht werden können. Der modulare Mensch mit seiner
IKEA-Identität ist kein stabiler, fertiger Charakter, sondern stellt ein
„Wesen mit mobilen, disponiblen und austauschbaren Qualitäten dar".[25]
Hier zeichnet sich jener Menschentypus ab, der in einer „Netzwerk-Ge-
sellschaft" funktional ist.

Eines scheint jedenfalls klar: Die beschriebenen gesellschaftlichen
Veränderungen greifen in unser Leben ein, und sie verändern auch unsere
Vorstellungen von Normalität und das darauf bezogene psychosoziale
Handeln. Der nordamerikanische Psychotherapeut HB Gelatt, der sich in
den 1960er und 1970er Jahren mit seinem kognitiv-behavioralen Hand-
lungskonzept auf einem sicheren Boden wähnte, beschreibt, wie wenig
von dieser Sicherheit für ihn heute übrig geblieben ist: „Vor einem Vier-
teljahrhundert war die Vergangenheit bekannt, die Zukunft vorhersagbar

---

[25] Bauman, Zygmunt: In search of politics. Stanford: Stanford California Press
1999, S. 158.

und die Gegenwart veränderte sich in einem Schrittmaß, das verstanden werden konnte. (...) Heute ist die Vergangenheit nicht immer das, was man von ihr angenommen hatte, die Zukunft ist nicht mehr vorhersehbar und die Gegenwart ändert sich wie nie zuvor."[26]

Die neuen Identitätserzählungen nach dem Ende der großen Meta-Erzählungen

Diese zentrale Veränderungsdynamik hat auch Auswirkungen auf Menschenbilder und ihre orientierende Kraft für die Subjekte, aber auch für die Psychotherapie und ihre Vorstellungen vom Menschen. Der diagnostizierte Verlust der Glaubwürdigkeit der großen alteuropäischen „Meta-Erzählungen"[27] hat nicht zu einer „tabula rasa" geführt, einem „leeren Tisch", sondern es gibt eine Fülle von Ersatznarrationen. Identität könnte man als erzählende Antworten auf die Frage „Wer bin ich?" verstehen. In diesen Antworten wird subjektiver Sinn in Bezug auf die eigene Person konstruiert. Doch wir sind nicht nur Autoren unserer Erzählungen, sondern wir finden kulturelle Texte immer schon vor, Lebensskripte, in die wir unsere persönlichen Erzählungen einschreiben. Psychotherapie ist auch ein Markt solcher Identitätserzählungen, die den Subjekten Plätze und Optionsräume für ihre Selbstverortung anbieten.

Man könnte fünf Typen von Identitätserzählungen unterscheiden, die sich auch in psychotherapeutisch-psychosozialen Konzeptionen wiederfinden lassen, und die in ihrer jeweiligen Spezifik auf die Krise der Moderne antworten:[28]

1. Der „proteische Typus" sieht in der Erosion moderner Lebensgehäuse die große Chance für den Einzelnen, sich flexibel, kreativ, geschmeidig und mobil in immer neuen Gestalten verwirklichen können. Er vertritt einen neoliberalen Freiheitsmythos.

---

[26] Gelatt, HB: Positive uncertainty: A new decision-making framework for counseling. In: Journal of Counseling Psychology, 36 (1989), S. 252-256, hier S. 252.

[27] Lyotard, Jean-François: Das postmoderne Wissen. Ein Bericht. Wien: Böhlau 1986.

[28] Vgl. dazu ausführlich Keupp, Heiner: Braucht eine Gesellschaft der Ichlinge Psychotherapie? Das Subjekt im globalisierten Netzwerkkapitalismus zwischen Selbstsorge und Pastoralmacht. In: Verhaltenstherapie und psychosoziale Praxis, 34 (2002), i.E.

2. Der „fundamentalistische Typus" lehnt all das ab, was für den ersten Typus als „Freiheitsgewinn" des Subjekts verbucht wird und verspricht die unverrückbaren Behausungen, in denen man sein gesichertes Identitätsfundament finden könne. Hier wird in Gestalt des Angebots von „unverrückbaren Ordnungen" ein Skript geboten, das sich jeder historisch-kulturellen Reflexivität entzieht.

3. Der „reflexiv-kommunitäre Typus", für den der gegenwärtig wirksame Individualisierungsschub und „disembedding"-(= Entbettungs-) Prozess Anlass für die Suche und Förderung von posttraditionalen Ligaturen (Einbindungen) darstellt, in denen Menschen sich selbstbestimmt vernetzen und dadurch kollektive Handlungs- und Gestaltungsressourcen schaffen.

4. Der „Typus Selbstsorge", der sich den heimlichen Fesseln der allgegenwärtigen „Pastoralmächte" entzieht und in Empowermentprozessen Eigensinn und Selbstbemächtigung zu entwickeln versucht.

5. Der „Typus 'beschädigtes Leben'", der gegenüber allen vier auf positive Veränderungsmöglichkeiten setzenden Typen auf der provokanten Gegenposition beharrt: „Es gibt kein richtiges Leben im falschen."

Hellinger repräsentiert für mich den Typus des „fundamentalistischen Selbst", aber zugleich ist er keine Kopie vergangener Zeiten. Er stellt für mich den C. G. Jung der Postmoderne dar. Wie dieser formuliert er unhintergehbare Wahrheiten, die durch keine historischen Dynamiken relativiert werden können. Doch er liefert sie in einer schnell konsumierbaren Nescafé-Version: In weniger als einer halben Stunde ist das Lösungsmuster entwickelt. Bei C. G. Jung ist das alles viel aufwändiger. Die Gefährlichkeit der Unterstellung solcher ewigen „Wahrheiten" hat schon sehr früh John Rittmeister kritisiert.[29] Er war Mitglied der Widerstandsgruppe „Rote Kapelle", stand als einer der wenigen Psychoanalytiker im aktiven Widerstand gegen das NS-Regime und verlor dabei sein Leben. Zunächst war er Schüler von C. G. Jung. Doch in seinem politischen Engagement gegen ein menschenfeindliches Regime sah er die gefährlichen Mystizismen des Jungschen Ideenhimmels immer deutlicher. 1936 spricht er von „dem Hochmut ... esoterischer Ideenschau" (S. 952) auf die „eigenmächtig-präexistenten, idealen Wesenheiten" (S. 940). Der Patient der Jungschen Therapie sei nach Rittmeister „gewöhnlich ganz vollge-

---

[29] Rittmeister, John F.: Die psychotherapeutische Aufgabe und der neue Humanismus. In: Psychiatrische en Neurologische Bladen Nr. 5 (1936), S. 777-796. Hier zitiert nach dem Nachdruck in: Psyche, 22 (1968), S. 934-953.

saugt und aufgebläht mit mythologischen Fantasiegestalten, aber am Ende [wird er] doch ganz klein vor den Allgewalten der kollektiv-unbewussten Sphäre, um schließlich vor der Archäologie ganzer Jahrtausende auf die Knie zu sinken" (S. 938).

Bei Jung wie bei Hellinger wird das „leere Selbst" mit „Wahrheiten", mit zeitlos gültigen Geschichten abgefüllt. Diese brauchen sich nicht in der komplizierten realen Welt bewähren und ermutigen nicht, sich mit ihr auseinanderzusetzen und die je eigene Geschichte zu erzählen.

Literatur

Bauman, Zygmunt: In search of politics. Stanford: Stanford California Press 1999.

Bauman, Zygmunt: Liquid modernity. Cambridge: Polity Press 2000.

Berger, Peter L.: Sehnsucht nach Sinn. Glauben in einer Zeit der Leichtgläubigkeit. Frankfurt: Campus 1994.

Bieri, Peter: Das Handwerk der Freiheit. Über die Entdeckung des eigenen Willens. München: Hanser 2002.

Castells, Manuel: Informatisierte Stadt und soziale Bewegungen. In: Wentz, Martin (Hrsg.): Die Zukunft des Städtischen. Frankfurt: Campus 1991, S.137-147.

Castells, Manuel: Das Informationszeitalter. 3 Bände. Leverkusen: Leske + Budrich 2001.

Ernst, Heiko: Psychotrends. Das Ich im 21. Jahrhundert. München: Piper 1996.

Gelatt, HB: Positive uncertainty: A new decision-making framework for counseling. In: Journal of Counseling Psychology, 36 (1989), S. 252-256.

Gellner, Ernest: Bedingungen der Freiheit. Die Zivilgesellschaft und ihre Rivalen. Stuttgart: Klett-Cotta 1995.

Gensicke, Thomas: Wertewandel und Familie. Auf dem Weg zu „egoistischem" oder „kooperativem" Individualismus? In: Aus Politik und Zeitgeschichte, B 29-30/1994, S. 36-47.

Gergen, Kenneth J.: The self: death by technology. In: Fee, Dwight (Hrsg.): Pathology and the postmodern. Mental illness as discourse and experience. London: Sage 2000, S. 100-115.

Giddens, Anthony: Jenseits von Links und Rechts. Die Zukunft radikaler Demokratie. Frankfurt: Suhrkamp 1997.

Glatzer, Wolfgang: Neue Wohnformen für Junge und Alte. In: Schader-Stiftung (Hrsg.): Wohn:wandel. Szenarien, Prognosen, Optionen zur Zukunft des Wohnens. Darmstadt: Schader-Stiftung 2001, S. 216-227.

Haug, Wolfgang F.: Kritik der Warenästhetik. Frankfurt: Suhrkamp 1971.

Hellinger, Bert: „Wenn man den Eltern Ehre erweist, kommt etwas tief in der Seele in Ordnung" (Interview von Marianne Krüll und Ursula Nuber mit Bert Hellinger). In: Psychologie Heute, Juni 1995, S. 22-26.

Hellinger, Bert: Die Mitte fühlt sich leicht an. München: Kösel 1996.

Hellinger, Bert: Das Familien-Stellen in Bewegung [2002]. In: Das Virtuelle Bert Hellinger Institut, http://www.hellinger.com/deutsch/virtuelles_institut/grundlagen_voraussetzungen/familien_stellen_in_bewegung.shtml (1.11.2003).

Hellinger, Bert: Die Kraft der Feinde [2002]. In: Das Virtuelle Bert Hellinger Institut, http://www.hellinger.com/deutsch/virtuelles_institut/kontroversen/kraft_der_feinde.shtml (1.11.2003).

Hellinger, Bert: Das Judentum in unserer Seele. Was Juden und Christen versöhnt [2002]. In: Das Virtuelle Hellinger Institut, http://www.hellinger.com/deutsch/virtuelles_institut/bert_hellinger/vortraege/judentum_in_unserer_Seele.shtml (1.11.2003).

Hellinger, Bert / ten Hövel, Gabriele: Anerkennen, was ist. München: Kösel 1996.

Keupp, Heiner: Braucht eine Gesellschaft der Ichlinge Psychotherapie? Das Subjekt im globalisierten Netzwerkkapitalismus zwischen Selbstsorge und Pastoralmacht. In: Verhaltenstherapie und psychosoziale Praxis, 34 (2002), i.E.

Krause, Kordula: Ich stelle meine Familie – in mein Herz. In: VENUS – Das Frauenmagazin für Lebenslust & mehr, Mai 2002.

Lutz, Burkart: Der kurze Traum immerwährender Prosperität. Frankfurt: Campus 1984.

Lyotard, Jean-François: Das postmoderne Wissen. Ein Bericht. Wien: Böhlau 1986.

Rittmeister, John F.: Die psychotherapeutische Aufgabe und der neue Humanismus. In: Psychiatrische en Neurologische Bladen Nr. 5 (1936), S. 777-796. Nachdruck in: Psyche, 22 (1968), S. 934-953.

Sennett, Richard: Der flexible Mensch. Die Kultur des neuen Kapitalismus. Berlin: Berlin Verlag 1998.

Sennett, Richard: Fleisch und Stein. Der Körper und die Stadt in der westlichen Zivilisation. Berlin: Berlin Verlag 1995.

Steinkamp, Hermann: Die sanfte Macht der Hirten. Mainz: Matthias-Grünewald 1999.

Taylor, Charles: Das Unbehagen an der Moderne. Frankfurt: Suhrkamp 1995.

Sabine Pankofer

Aufstellungen nach Hellinger in der Ausbildung von SozialarbeiterInnen
Eine kritische Stellungnahme aus Sicht aktueller sozialarbeitswissenschaftlicher Ansätze

Perspektive, Verortung

Wer sich mit der Aufstellungsarbeit nach Bert Hellinger beschäftigt, wird zunächst immer mit der Frage nach dem eigenen Hintergrund beziehungsweise den eigenen Erfahrungen konfrontiert. Wird diese Frage verstanden als Klärung der Voraussetzungen, unter denen eine Position bezogen wird, ist dies eine legitime wissenschaftliche Forderung. In diesem Sinne möchte ich zu Beginn meiner Ausführungen meine Grundlagen transparent machen.

Grundlage meiner Auseinandersetzung mit dem Thema „Familienaufstellungen nach Hellinger" sowie darauf aufbauender, weiterführender Ansätze[1] und deren theoretische wie praktische Bedeutung für die Soziale Arbeit sind neben der relevanten Literatur zum einen meine Erfahrungen als Praktikerin in der psychosozialen Praxis sowie als Hochschullehrerin für Psychologie als Bezugswissenschaft der Sozialen Arbeit; und zum anderen diverse Rückmeldungen zur Aufstellungsarbeit nach Hellinger von PraktikerInnen aus dem Feld Sozialer Arbeit sowie Diskussionen mit den diesen Ansatz als Grundlage vertretenden KollegInnen. Ich konnte als Hospitantin bei Prof. Dr. Franz Ruppert Aufstellungsarbeit nach Hellinger als Zuschauerin und als Stellvertreterin mitverfolgen. Darüber hinaus lernte ich vor und in meiner Ausbildung zur Supervisorin Aufstellungs-

---

[1] Wie z. B. die von dem an der Katholischen Stiftungsfachhochschule München lehrenden Prof. Dr. Franz Ruppert entwickelte systemische Psychotraumatologie.

arbeit im Sinne der Skulpturarbeit, orientiert an Methodik und theoretischem Hintergrund der *Deutschen Gesellschaft für Systemische Therapie und Familientherapie* (DGSF)[2], kennen.

In meinen Ausführungen geht es mir nicht darum, zu widerlegen, dass Menschen mit Hilfe der Aufstellungsarbeit nach Hellinger für sie wichtige Erfahrungen gemacht haben. Kritisieren möchte ich vielmehr die theoretische Grundlage, dabei vor allem den aus den Aufstellungserfahrungen abgeleiteten und immer wieder postulierten Absolutheitsanspruch hinsichtlich Lösungen, zum Beispiel bei psychischen Erkrankungen oder Lebenskrisen.[3] Es geht also eine um grundlegende Kritik an den Grundannahmen der Konzepte, die sich auf Hellinger beziehen, und um die Frage, wie diese Grundannahmen im Kontext aktueller sozialarbeitswissenschaftlicher Ansätze zu verorten sind. Ziel ist somit eine kritische Positionierung bezüglich der Frage, wie dieser Diskurs um Familienaufstellungen nach Hellinger in der Ausbildung von SozialarbeiterInnen zu bewerten und als relevant für das weite Feld der sozialen Arbeit einzuschätzen ist.[4]

Das wissende Feld – Wahrheit oder Konstrukt?

Mein erster Kritikpunkt richtet sich gegen die zentralen theoretischen Grundannahmen von Hellinger[5] und darauf aufbauender Ansätze, die wie folgt sind:

● Jede Problematik eines Menschen rührt nur aus dessen Familie und den Konfliktzusammenhängen der Herkunftsfamilie her.

---

[2]   Die *Deutsche Gesellschaft für Systemische Therapie und Familientherapie* kritisiert explizit die Aufstellungsarbeit nach Hellinger und grenzt sich deutlich davon ab; eine Stellungnahme ist nachzulesen unter http://www.dgsf.org/ dgsf/berufspolitik/hellinger.htm.

[3]   Vgl. Hellinger, Bert: Wo Schicksal wirkt und Demut heilt: Ein Kurs für Kranke. Heidelberg: Carl-Auer-Systeme 1998; Ruppert, Franz: Verwirrte Seelen. Der verborgene Sinn von Psychosen. München: Kösel 2002.

[4]   Diese Frage wurde neben anderen Aspekten bereits bei einer hochschulöffentlichen kritischen Podiumsdiskussion am 3.6.2003 an der Katholischen Stiftungsfachhochschule München (KSFH) diskutiert. Diese mit ca. 250 BesucherInnen gut besuchte Veranstaltung wurde von der StudentInnenvertretung und ProfessorInnen der KSFH, u. a. Prof. Dr. Franz Ruppert, vorbereitet und durchgeführt.

[5]   Vgl. Hellinger, Bert: Ordnungen der Liebe. Heidelberg: Carl-Auer-Systeme 2000.

- Das wissende Feld in der Aufstellung zeigt die eine (einzige) Wahrheit.
- Der Therapeut ist ein Medium zum wissenden Feld.

Empirische Beweise für die Richtigkeit dieser Annahmen werden darin gesehen, dass sich in den Aufstellungen von Hellinger-VertreterInnen diese Annahmen immer wieder bestätigten.[6] Das bedeutet: Die Methode der Aufstellung zeigt diese Effekte und beweist damit, dass sie wahr sind, weil sie ja 'phänomenologisch' gesehen und wahrgenommen werden können. Aus wissenschaftlicher Sicht ist das ein tautologischer Kreis und belegt nicht die Richtigkeit der Annahme.

Warum etwas, und was genau, in diesen Aufstellungen wahrgenommen wird – und es passiert tatsächlich viel, wie ich aus eigener Erfahrung weiß – und ob es Wahrheit ist oder etwas anderes, kann unterschiedlich begründet werden. Hellinger und die Vertreter seines Ansatzes wählen als Erklärung die Wirkung von morphogenetischen Feldern nach Rupert Sheldrake. Die Wirkung dieser Felder sei Ausdruck einer höheren Wahrheit, die sich dem jeweiligen Aufsteller quasi aufdränge; dieser könne nun seinerseits den Hilfesuchenden Zugang dazu ermöglichen. In der StellvertreterInnenrolle könnten AufstellungsteilnehmerInnen auch selbst einen direkten Zugang zum wissenden Feld haben. Diese Erklärungen von morphogenetischen Feldern werden im klassischen Wissenschaftskanon zumindest stark kritisiert und häufig dem Bereich der Esoterik zugeordnet.

Abgesehen davon wird von AufstellerInnen nach Hellinger, aber vor allem auch von AufstellungsteilnehmerInnen postuliert, dass die Wirkung von Aufstellungen nicht erklärbar, sondern nur erspürbar sei. Die eigene Erfahrung wird als der wichtigste Schlüssel, als der zentrale Zugang benannt.[7]

Dabei ist jedoch Erleben nicht gleich Erleben: Erleben gilt in Hellingerschem Kontext nur dann als richtiges Erleben, wenn man „sich wirklich eingelassen hat" und dann auch das „Richtige", die Wahrheit also im Sinne des Ansatzes – gleich Bestätigung der Grundannahmen –, „erlebt hat". Das bedeutet, dass man die Prämissen erst akzeptieren und sich dem Geschehen „hingeben" muss. Dann erlebe man das, was ein „richtiges" Erleben sei. Damit wird dann auch das Erlebte als „wahr" und stimmig wahrgenommen. Alle, die sich nicht in dieser Form einlassen,

---

6   Vgl. Ruppert, Verwirrte Seelen. Der verborgene Sinn von Psychosen.
7   Vgl. ebenda, Vorwort.

sind, so ist dann der Duktus der AnhängerInnen, entweder „noch nicht so weit" oder Feinde beziehungsweise GegnerInnen des Modells. Hier ist der bekannte Spaltungsmechanismus – „bist du nicht für uns, dann bist du gegen uns!" – in Reinform erkennbar. Daraus abgeleitet dürfen dann auch nur jene die Aufstellungen kritisieren, die sich „wirklich" eingelassen haben. Diese tun das allerdings nur ansatzweise, und wenn sie es tun, gelten sie tendenziell als VerräterInnen. Die Kritik, die sich dann wiederum gegen sie richtet, bezieht sich nur in den wenigsten Fällen auf inhaltliche Aspekte, vielmehr wird stark moralisch und wertend reagiert und den KritikerInnen häufig „Menschenverachtung", „persönliche Abwertung der kritisierten Person" oder auch „Grenzverletzung" vorgeworfen.[8] Durch einen solchen Zugang wird die Spaltung, die sich auch als Phänomen in der Diskussion zeigt, zwar aktiv von den AnhängerInnen Hellingers mit hergestellt, die Verantwortung für die Spaltung indes allein den „FeindInnen" – alle KritikerInnen werden damit zu FeindInnen gemacht – zugeschoben. Dieses Phänomen zeigt sich in der kritischen Auseinandersetzung immer wieder, beispielsweise auch im Vorfeld und Nachtrag öffentlich-kritischer Veranstaltungen.[9]

Im Gegensatz zur Annahme des „wissenden Feldes" sind jedoch auch andere Deutungen und Erklärungen der Vorgänge innerhalb von Aufstellungen nach Hellinger möglich, die ein ganz anderes Bild als das der „einzig wahren Wahrheit" zeichnen. Aufstellungen nach Hellinger und

---

[8] Im Diskussionsstil des interaktiven Forums des *Virtuellen Bert Hellinger-Instituts* lassen sich diese beschriebenen Mechanismen gut erkennen. (Das Forum wurde zum 30.9.2003 eingestellt, kann jedoch [Stand 12/2003] noch gelesen werden unter http://www.hellinger.com/diskussionsforum/oeffentlich/index.php. Als – von UserInnen eingerichtetes und betriebenes – Nachfolgeforum dient ein „Forum für systemisches NLP" [http://forum.systemisches-nlp.net] mit einer eigenen Rubrik „Schlammschlacht".) Siehe auch den Beitrag von Nico Frühwind [d.Hrsg.].

[9] Es zeigten sich diese Wirkungen auch in der Veranstaltung am 4.11.2003 an der Universität München. Auf die inhaltliche Kritik der ReferentInnen wurde in keinem einzigen Pro-Hellinger-Beitrag aus dem Publikum eingegangen, vielmehr wurde allen KritikerInnen per se Menschenverachtung, Abwertung und Diffamierung unterstellt. Die Reaktionen auf Originalzitate Hellingers waren jeweils besonders heftig. Auf Rückfrage stellte sich heraus, dass vielen diese Quellen nicht bekannt waren. Für die Anhänger Hellingers ist es offenbar undenklich, dass dieser „so etwas geschrieben haben kann", und wenn doch, „hat er es sicher nicht so gemeint". Dass es sich um teilweise menschenverachtendes Gedankengut handelt, wird also durchaus wahrgenommen.

ihre Wirkungen können nicht nur als Zeichen der Wahrheit beschrieben werden, vielmehr sind die scheinbar erstaunlichen Wirkungen auch als spekulatives, suggestives Übertragungsgeschehen interpretierbar. Die Aufstellungen können als schlichtes Set von manipulativen Täuschungstechniken, als subtile Gruppendynamik oder als exaltiertes Psychodrama bewertet werden.

Man kann auch annehmen, dass die sichtbaren Phänomene durch präzise Regieanweisungen durch den Aufsteller bzw. die Aufstellerin stark gesteuert und damit erzeugt werden können. Es trifft dies vor allem bei geübten TherapeutInnen zu, von denen mittlerweile relativ viele mit diesem Ansatz arbeiten, da dort sehr viel spektakulärere Reaktionen erzeugt werden können, als in mühsamen, langen und für beide Seiten anstrengenden Therapieprozessen.

Durch den Leiter bzw. die Leiterin und die vielfach große Gruppe kann offen und / oder verdeckt und manipulativ starke Emotionalität erzeugt werden. Die dynamische Kraft von Großgruppen wird, vor allem von Hellinger selbst, gezielt eingesetzt beziehungsweise billigend in Kauf genommen: Hellinger arbeitet oftmals mit sehr großen Gruppen. Andere AufstellerInnen haben jedoch nicht so viel Zulauf. Gruppen mit ca. 30-50 Personen gelten als günstig, um genug StellvertreterInnen zu haben. Berichten zufolge bestehen größere Gruppen auch zu ca. 20-30 Prozent aus AusbildungskandidatInnen und / oder KollegInnen des jeweiligen Leiters.

Häufig erscheinen den Teilnehmern die in der Aufstellung „erlebten" Phänomene höchst passgenau, was ebenfalls die Grundannahme eines „wissenden Feldes" als „Ort der Wahrheit" zu stützen scheint. Auch hierfür können aber ganz andere Erklärungen herangezogen werden, wie sie etwa in der Literatur der Theorie und Praxis der Sozialpsychologie und der Gruppendynamik gut beschrieben werden. Dass in jeder Aufstellung, egal mit welchem theoretischen Hintergrund, starke Gefühle entwickelt werden, ist aufgrund des Settings – der Aufstellung an sich, des Blickes vieler Menschen auf die ProtagonistInnen und deren Auseinandersetzung mit sich selbst – ohne Frage; damit wird auch in allen Aufstellungsansätzen gearbeitet. Der größte Unterschied liegt in der Deutung des Therapeuten bzw. der TherapeutIn, die je nach Hintergrund sehr unterschiedlich ausfällt.[10]

---

[10] Auf diesen zentralen Unterschied weist z. B. die *Deutsche Gesellschaft für Systemische Therapie und Familientherapie* (DGSF) explizit hin.

Eine weitere mögliche Erklärung für die oftmals erstaunliche Wirkung des „Stimmens", des „Passens" zu den eigenen Gefühlen und Wahrnehmungen könnte sein, dass auftretende Phänomene von „Wahrheit" im Sinne einer Übereinstimmung mit der eigenen Erfahrung auch vor dem Hintergrund von kulturellen Mustern gedeutet werden können. Der Unterschied besteht in der Bewertung der Gefühle: Sind sie eine emotionale Reaktion, die im konstruktivistischen Sinne als eine Möglichkeit entwickelt und angeboten wird, oder werden sie als immer gleiche Wahrheit gesehen? Die Gefühle können aber auch als Ausdruck von kulturellen Mustern der Gefühlsentwicklung gedeutet werden, die den Menschen eines Kulturkreises in einer gewissen Situation als spezifische emotionale Reaktion zur Verfügung steht. Eine solche Deckungsgleichheit kann dann aufgrund der gemeinsamen Muster als stimmig erlebt werden.

Theorie und Praxis von Aufstellungen nach Hellinger im Kontext aktueller sozialarbeitswissenschaftliche Konzepte

Als Hochschullehrerin für Soziale Arbeit stellt sich mir die Frage, wie die Denk- und Arbeitsform der „Familienaufstellungen nach Hellinger" sowie darauf aufbauender, weiterführender Ansätze im Kontext sozialarbeitswissenschaftlicher Diskurse, auch hinsichtlich ihrer Relevanz für Theorie und Praxis Sozialer Arbeit, einzuordnen sind.

Auch dazu gibt es durchaus unterschiedliche Meinungen. Aus meiner Sicht kollidieren die zentralen Grundannahmen – 1. der Existenz eines wissenden Feldes, 2. der Reaktionen der StellvertreterInnen als Ausdruck der Wahrheit dieses wissenden Feldes, 3. des Zuganges der aufstellenden Person zu diesem wissenden Feld und dessen Deutung, 4. der Ursache psychischer Störungen in einer Verstrickung aufgrund von Familiengeheimnissen – mit allen in der Sozialarbeit seit Jahrzehnten diskutierten und aktuell erfolgreich angewandten Erklärungs- und Handlungsmodellen und Konzepten.

Wissenschaftsgeschichtlich haben sich im Feld der psychosozialen Theorie- und Praxisentwicklung u. a. folgende Ansätze als relevant und aussagekräftig etabliert:
1. Multidisziplinäre Perspektiven bezüglich der Entstehungsbedingungen von (psycho)sozialen Problemen,
2. Wissenschaftliche Erkenntnisse aus der Systemtheorie, z. B. über Selbstorganisationsprozesse und Wechselwirkungen,

3. Klassische psychologische Erklärungs- und Handlungsmodelle, basierend z. B. auf Psychoanalyse, oder Lerntheorie; Wechselwirkungsprozesse zwischen Individuum und Gesellschaft als Erklärung menschlichen Verhaltens,
4. Konzepte des sozialen Konstruktivismus,
5. Rollen- und Etikettierungstheorien,
6. Lebensweltorientierte und ressourcenorientierte Perspektiven.

Bezogen auf Theorie und Praxis Sozialer Arbeit zeigt sich meines Erachtens eine noch viel größere Diskrepanz: Das aus den Grundannahmen abgeleitete Hilfeverständnis von Hellinger und darauf aufbauender Ansätze kollidiert explizit mit weitgehend allen aktuellen Theorie- und Handlungsansätzen, wie sie seit vielen Jahren im Kontext der Profession und Wissenschaft Sozialer Arbeit diskutiert und angewendet werden. Die aktuelle Diskussion zum Hilfeverständnis von Professionellen geht in die Richtung, KlientInnen grundsätzlich als ExpertInnen ihres Lebens zu ansehen und die professionelle Hilfe als Unterstützungsmanagement zu verstehen und auszuüben.

Dafür stehen u. a. folgende relevante Theorie- und Handlungsansätze, die an den bundesdeutschen Fachhochschulen Sozialer Arbeit anerkannt sind und gelehrt werden:
1. Das „Life Modell" der Sozialen Arbeit[11],
2. Soziale Arbeit als Case-Management[12],
3. Lebensweltorientierung Sozialer Arbeit,[13]
4. Ein an den Fähigkeiten der KlientInnen orientiertes, soweit möglich nicht Entmündigung oder Abhängigkeit erzeugendes Hilfeverständnis, z. B. das Empowermentkonzept,[14]
5. Soziale Arbeit als Ressourcenerschließung,[15]

---

[11] Vgl. Germain, Carel / Gitterman, Alex): Praktische Sozialarbeit. Das „Life Modell" der Sozialen Arbeit. Völlig neu bearbeitete Auflage. Stuttgart: Lucius&Lucius 1999.

[12] Vgl. Wendt, Wolf Rainer (Hrsg.): Unterstützung fallweise. Case Management in der Sozialarbeit. Freiburg i.Br.: Lambertus 1995.

[13] Vgl. Thiersch, Hans: Lebensweltorientierte Soziale Arbeit. Aufgaben der Praxis im sozialen Wandel. Weinheim: Juventa 1992; Thiersch, Hans: Positionsbestimmungen der Sozialen Arbeit. Gesellschaftspolitik, Theorie und Ausbildung. Weinheim: Juventa 2002.

[14] Vgl. Herriger, Norbert: Empowerment in der Sozialen Arbeit. Eine Einführung. Stuttgart: Kohlhammer 1997.

6. Soziale Arbeit als politische Arbeit durch Kriterien- und Macht-
   arbeit,[16]
7. Gesellschaftstheoretische Theorien der Sozialen Arbeit,[17]
8. Systemtheorie und Soziale Arbeit.[18]

„Aber die Aufstellung hat mir doch geholfen!"- Zum Hilfeverständnis von Hellinger und darauf aufbauender Ansätze

Die in relevanten sozialarbeitstheoretischen Ansätzen vertretenen Positionen sind meines Erachtens nicht vereinbar mit dem Hilfeverständnis, wie
es von Hellinger und darauf aufbauenden Ansätzen propagiert wird. Ein
solches Hilfeverständnis, das Unterwerfung unter zumindest kritisch zu
sehende Prämissen fordert, einen absoluten Wahrheitsanspruch der Professionellen formuliert, ein weitgehend hermetisches, in sich abgeschlos-
senes Weltbild mit stark patriarchaler Werteordnung transportiert,[19] hat
aus meiner Sicht mit professioneller Sozialer Arbeit wenig zu tun.

Besonders auffällig erscheint mir dabei die weitgehende Ausblendung
eines der zentralen Themen im Feld der psychosozialen Arbeit, nämlich
des Zusammenhanges und gleichzeitigen Widerspruches von Hilfe und
Kontrolle, umrissen durch den Begriff des „doppelten Mandats". Worin
besteht die Ausblendung? AufstellerInnen bezeichnen sich und ihre Arbeit meist und vor allem als hilfreich und lösungsorientiert. Damit wird
der kontrollierende Anteil, der in jeder Form von Hilfe steckt, ausgeblendet, negiert und verschleiert. Wie geht das? In der Aufstellungsarbeit nach

---

[15] Vgl. u. a. Miller, Tilly / Pankofer, Sabine: Empowerment konkret. Handlungs-
      entwürfe und Reflexionen aus der psychosozialen Praxis. Stuttgart: Lucius&
      Lucius 2001.
[16] Vgl. u. a. Staub-Bernasconi, Silvia: Soziale Probleme – Soziale Berufe –
      Soziale Praxis. In: Maja, Heiner u. a. (Hrsg.): Methodisches Handeln in der
      Sozialen Arbeit. Freiburg i.Br.: Lambertus 1994, S. 11-101.
[17] Vgl. Rauschenbach, Thomas: Das sozialpädagogische Jahrhundert. Analysen
      zur Entwicklung Sozialer Arbeit in der Moderne. Weinheim: Juventa 1999.
[18] Vgl. Merten, Roland: Systemtheorie Sozialer Arbeit. Neue Ansätze und ver-
      änderte Perspektiven. Opladen: Leske+Budrich 2000; Miller, Tilly: System-
      theorie und Soziale Arbeit. Entwurf einer Handlungstheorie. Stuttgart: Lu-
      cius&Lucius 2001.
[19] Vgl. u. a. Hellinger, Bert: Ordnungen der Liebe. Heidelberg: Carl-Auer-
      Systeme 2000.

Hellinger wird die Machtposition der AufstellerInnen einerseits als gering postuliert, da ja eine höhere Macht herrsche, die auf alle und insofern auch auf die StellvertreterInnen wirke, die damit selbst einen Zugang auch zu dieser Macht hätten. Andererseits hat der Aufsteller bzw. die Aufstellerin die zentrale Deutungs- und durch Instruktionen auch die Steuerungsinstanz inne, die aber durch die Grundannahme des wissenden Feldes verdeckt bleibt. Dadurch entsteht Herrschaftswissen im Sinne Foucaults mit einer hohen Konzentration auf die eine Person des Therapeuten.

Problematisch ist das nicht zuletzt deshalb, weil für die Rolle der AufstellerInnen noch nicht notwendigerweise eine Ausbildung gebraucht wird. Zwar entwickelt sich eine Ausbildungslinie mit entsprechenden Vorgaben, doch letztlich kann sich jede/r AufstellerIn nach Hellinger nennen, was in den diversen Anzeigen in Zeitschriften oder im Internet zu sehen ist.

Diese nicht nur hilfreiche, sondern auch machtvolle und definierende Seite wird durch die Annahme eines wissenden Feldes ausgeblendet und dadurch unangreifbar. An diesem in sich schlüssigen, aber auch hermetischen Gebäude kann man sich gut abarbeiten – eine Erfahrung, die nicht nur ich gemacht habe, sondern die auch vielen ehemaligen und aktuellen StudentInnen geläufig ist. Deshalb: Ein solches Hilfeverständnis und Menschenbild widerspricht meines Erachtens vielen lang tradierten und relevanten Sozialarbeitsansätzen in Praxis und Theorie.

Potentiale und fachliche Probleme von Aufstellungen im Kontext des Studiums Soziale Arbeit

Aus meiner Sicht bestehen in Hinblick auf die „Familienaufstellungen nach Hellinger" sowie darauf aufbauender, weiterführender Ansätze mehr Gefahren oder eher problematische Nebeneffekte und Wirkungen als Potentiale, die ich jeweils kurz skizzieren möchte:

In der Methode der Aufstellungen liegt ein hohes Selbsterfahrungspotential. Die schnelle und starke emotionale Erfahrung beinhaltet als Selbsterfahrung und auf der Ebene der Auseinandersetzung mit sich selbst große Potentiale. Nicht zuletzt deshalb werden seit über dreißig Jahren erfolgreich Aufstellungen mit verschiedensten theoretischen Hintergründen durchgeführt.[20]

Ich bestreite nicht, dass solche Selbsterfahrungen individuell bedeutsame Erfahrungen sein und auch hilfreich wirken können und habe große Achtung für individuell wichtige Prozesse. Dass Menschen in Aufstellungen nach Hellinger wie auch immer geartete starke Erfahrungen machen, ist ja unbestritten.

Selbsterfahrung an sich halte ich als Teil der Ausbildung in der Sozialen Arbeit für sehr wichtig. Diese Selbsterfahrung kann auch in Form dieser spezifischen – oder anderer – Aufstellungen erfolgen, allerdings unter kontrollierten Bedingungen. Die Frage ist höchst problematisch, ob Selbsterfahrung auf der Basis von Aufstellungen nach Hellinger als Teil von Stoffvermittlung in Pflichtlehrveranstaltungen sinnvoll ist: Dadurch erfolgt eine Vermischung der Rollen unter Bedingungen der Abhängigkeit von StudentInnen und dies widerspricht dem Wertekodex von (Hochschul-)LehrerInnen. Dass das ein Problem ist, ist eigentlich unbestritten: Nicht umsonst finden an der Universität keine therapeutischen Ausbildungen für PsychologInnen statt. Für die Sozialarbeitsausbildung sollte das heißen: Es bedarf klarer Grenzziehungen zwischen Selbsterfahrung einerseits und Vermittlung von Stoff oder Inhalten andererseits; es bedarf insofern klar definierter Räume mit klaren Regeln.

Ich halte die Probleme einer Anwendung von Aufstellungen nach Hellinger und eine breite Vertiefung der darauf aufbauenden theoretischen Weiterentwicklungen in Regellehrveranstaltungen für die Ausbildung von SozialarbeiterInnen für deutlich größer als eventuellen Nutzen, aus folgenden Gründen: Bezüglich des geforderten Anwendungsbezuges der Ausbildung sehe ich bei einer expliziten Ausrichtung auf Aufstellungen und darauf aufbauender Konzepte eine zu starke Ausrichtung auf Therapie. Das Feld der Sozialen Arbeit beinhaltet zwar auch Therapietätigkeiten, dies ist jedoch in der Gesamtheit der Aufgaben von SozialpädagogInnen nur ein relativ kleiner Aufgabenbereich, der ohne spezifische Weiterbildung nicht abgedeckt werden kann. Ohne eine vertiefte Auseinandersetzung können Aufstellungen auch nicht einfach so im Feld angewandt werden. Aus meiner Sicht ist damit ein fehlender Anwendungsbezug zu vielen Bereichen der Sozialen Arbeit erkennbar. Damit

---

[20] Auch hier sei auf die *Deutsche Gesellschaft für Systemische Therapie und Familientherapie* (DGSF) bzw. die Literatur zur systemischen Arbeit (z. B. von Stierlin, Schweitzer, von Schlippe, Simon etc.) verwiesen.

wird das zentrale Ziel, das in den neuen Studienordnungen für Soziale Arbeit[21] explizit gefordert wird, Theorie und Praxis der Sozialen Arbeit in den Mittelpunkt zu stellen, nur zum Teil erfüllt.

Zu kritisieren ist auch eine zu große Nähe zur Esoterik und zu explizit unwissenschaftlichen Diskursen. Betrachtet man die Szenerie, wie sie sich etwa im Internet darstellt, zeigen sich viele Bezüge zu esoterischen Zirkeln und Methoden.[22] Akademisch nicht anerkannte AufstellerInnen profitieren von der Anerkennung der Sozialen Arbeit und ihrer sich weiter entwickelnden theoretischen Fundierung. Aufstellungen nach Hellinger können nach nur kurzen Ausbildungen[23] gemacht werden, oder auch ganz ohne, wenn jemand sich zur Kontaktnahme mit dem wissenden Feld berufen fühlt. Dies suggeriert einen Zugang zur anerkannten Therapiearbeit, der jedoch aufgrund des Psychotherapeutengesetzes für SozialarbeiterInnen weitgehend verschlossenen ist, beziehungsweise großen Aufwandes an Weiterbildung bedarf. Aufstellungsarbeit ist daher nicht zuletzt deswegen attraktiv für SozialarbeiterInnen, weil dort keine aufwändigen und langwierigen Therapieausbildungen notwendig sind. Der Zugang für SozialarbeiterInnen zu dem begehrten Bereich der Therapie ist somit überhaupt, oder schneller und preisgünstiger als über eine lange Therapieausbildung möglich. Eine staatliche Anerkennung gibt es jedoch nicht: Alle KlientInnen müssen selbst bezahlen, was bei manchen zu großer Verschuldung führt.[24]

---

[21] In Bayern wurde 1995 eine neue Rahmenstudienordnung für den Fachhochschulstudiengang Soziale Arbeit eingeführt und im Jahr 1996 an der Katholischen Stiftungsfachhochschule München installiert. Sie gibt verpflichtend vor, Praxis und Wissenschaft Sozialer Arbeit in den Mittelpunkt des Studiums zu stellen.

[22] Vgl. z. B. http://www.esoterikforum.at oder Auftritte von Hellinger-AufstellerInnen auf Esoterikveranstaltungen wie etwa der „Ganzheitlichen Esoterik & Natura Messe" in Bregenz (Österreich). Von einem Vertreter der sich seriös gebenden *Internationalen Arbeitsgemeinschaft für Systemaufstellung* (IAG) [offizielle Mitgliederorganisation des Bert Hellinger-Instituts] werden im Kontext von Aufstellungen etwa auch „Systemaufstellungen – speziell auch mit Tieren", „Tier-Psycho-Kinesiologie" oder „Hawaiian Huna-Healing" angeboten: vgl. http://www.aloha-star.de.

[23] Aktuell gibt es Bestrebungen (z. B. von der *Internationalen Arbeitsgemeinschaft für Systemaufstellung*, IAG), diese Ausbildungsgänge weiter zu formalisieren. Eine staatliche Anerkennung haben sie nicht.

[24] Solche Fälle sind der Autorin bekannt.

Eine starke Ausrichtung auf Aufstellungen und das ihnen inhärente Weltbild führt meines Erachtens zu keinerlei Weiterentwicklung einer Sozialarbeitswissenschaft, die aktuell auf einem anderen Weltbild – ausgehend von der Subjektorientierung und der Multiperspektivität bei Erklärungen – beruht. Die Anerkennung der KlientInnen als Subjekte mit Eigenwillen und Gestaltungskompetenzen steht einem deterministischen Modell von Schicksal entgegen.

Durch Aufstellungen im Studium verändert sich die Beziehung zwischen DozentInnen und StudentInnen, es kommt zu einer Vermischung von Therapie und Ausbildungsauftrag.

Problematisch ist auch, dass konkretes Kommunikationsverhalten in der Auseinandersetzung – hier: Widerstand beziehungsweise Kritik – vor allem als pathologischer Widerstand gedeutet wird. Damit wird Wissenschaft zur Glaubens- und Machtfrage: Wer das nicht glaubt oder sich nicht unterwirft, erlebt stark polarisierende und abwertende Reaktionen wie: „Wer das als richtig Beschriebene nicht glaubt, weiß nichts oder ist noch nicht soweit". Eine solche Haltung trägt weniger zur Diskussion als vielmehr zur Erzeugung eines Herrschaftsdiskurses bei.

Insofern sehe ich den praktischen und theoretischen Beitrag von Aufstellungen nach Hellinger und seiner Weiterentwicklung durch andere VertreterInnen (z. B. die Systemische Psychotraumatologie von Ruppert) für die Profession Soziale Arbeit als eher gering an. Dennoch: Wenigstens einen positiven Effekt hat eine Beschäftigung mit diesen Ansätzen auf jeden Fall: Durch eine Auseinandersetzung schärft man die eigene Argumentation und trägt damit zur Entwicklung von diskursivem Wissen bei. Das sollte auch immer das Ziel von kritischer Wissenschaft an Hochschulen sein.

Literatur

Germain, Carel / Gitterman, Alex: Praktische Sozialarbeit. Das „Life Modell" der Sozialen Arbeit. Völlig neu bearbeitete Auflage. Stuttgart: Lucius&Lucius 1999.

Hellinger, Bert: Wo Schicksal wirkt und Demut heilt: Ein Kurs für Kranke. Heidelberg: Carl-Auer-Systeme 1998.

Hellinger, Bert: Ordnungen der Liebe. Heidelberg: Carl-Auer-Systeme 2000.

Herriger, Norbert: Empowerment in der Sozialen Arbeit. Eine Einführung. Stuttgart: Kohlhammer 1997.

Merten, Roland: Systemtheorie Sozialer Arbeit. Neue Ansätze und veränderte Perspektiven. Opladen: Leske+Budrich 2000.

Miller, Tilly: Systemtheorie und Soziale Arbeit. Entwurf einer Handlungstheorie. Stuttgart: Lucius&Lucius 2001.

Miller, Tilly / Pankofer, Sabine: Empowerment konkret. Handlungsentwürfe und Reflexionen aus der psychosozialen Praxis. Stuttgart: Lucius&Lucius 2001.

Rauschenbach, Thomas: Das sozialpädagogische Jahrhundert. Analysen zur Entwicklung Sozialer Arbeit in der Moderne. Weinheim: Juventa 1999.

Ruppert, Franz: Verwirrte Seelen. Der verborgene Sinn von Psychosen. München: Kösel 2002.

Staub-Bernasconi, Silvia: Soziale Probleme – Soziale Berufe – Soziale Praxis. In: Maja, Heiner u. a. (Hrsg.): Methodisches Handeln in der Sozialen Arbeit. Freiburg i.Br.: Lambertus 1994, S. 11-101.

Thiersch, Hans: Lebensweltorientierte Soziale Arbeit. Aufgaben der Praxis im sozialen Wandel. Weinheim: Juventa 1992.

Thiersch, Hans: Positionsbestimmungen der Sozialen Arbeit. Gesellschaftspolitik, Theorie und Ausbildung. Weinheim: Juventa 2002.

Wendt, Wolf Rainer (Hrsg.): Unterstützung fallweise. Case Management in der Sozialarbeit. Freiburg i.Br.: Lambertus 1995.

Claudia Barth

Die wahnsinnig systematische Ordnung eines braunen Predigers
Über die politischen Dimensionen Bert Hellingers

Ich habe selbst als Studentin an der Katholischen Stiftungsfachhochschule München meinen psychologischen Ausbildungsteil bei Herrn Ruppert in Anlehnung an Bert Hellingers Theorien durchlaufen. Welch unverantwortbare Dogmen dort über sozialpädagogische Arbeit mit Klientinnen und Klienten in Rupperts Vorlesungen, in den am Wochenende für Studierende angebotenen Aufstellungen Franz Rupperts und zu guter Letzt von Bert Hellinger selbst verkündet wurden; all das hat mich dazu veranlasst, nach dem Verlassen dieser Hochschule die Vorgänge, die hinter diesen ehrwürdigen, verschlossenen Türen gang und gäbe sind, öffentlich zu machen. Denn bei diesen Vorkommnissen handelt es sich nicht um eine interne Lehrstreitigkeit, sondern um die öffentlichkeitswirksame Etablierung eines neuen – und zugleich alten – Menschen- und Geschichtsbildes. Und in solchen Fragen beachte ich einen Grundsatz, der – frei nach Bert Brecht – besagt:

Völlige Freiheit des Buches, mit einer Einschränkung.
Völlige Freiheit der Wissenschaft, mit einer Einschränkung.
Völlige Freiheit der Kunst, mit einer Einschränkung.
Die Einschränkung: Keine Freiheit für Schriften und Kunstwerke, welche den Krieg verherrlichen oder als unvermeidbar hinstellen, und für solche, welche den Völkerhass fördern.[1]

---

[1] Brecht, Bertolt: Offener Brief an die deutschen Künstler und Schriftsteller. In: Bertolt Brecht: Gesammelte Werke, Bd. 19, Frankfurt/Main: Suhrkamp 1967, S. 495f.

Inwiefern trifft dies nun auf Hellinger zu? Ich möchte in diesem kurzen
Beitrag zwei Aspekte seines missionarischen Tuns beleuchten, an denen
die politische Bedeutung seiner Lehre deutlich wird.

Zum ersten möchte ich deutlich machen, inwiefern Brechts Warnung
vor Schriften, welche den Krieg als unvermeidbar hinstellen und ihn verherrlichen, auf Hellinger zutrifft, und wie sich Hellinger speziell in die
Reihen derer gesellt, deren Anliegen es ist, die Schuld der Deutschen im
Zweiten Weltkrieg zu relativieren. Zum zweiten möchte ich benennen,
wie durch Hellingers Lehre die Gewöhnung an Deutschtümelei gepaart
mit Antisemitismus befördert wird.

Therapie für die Nation

Hellinger postuliert die Existenz einer höheren Ordnung, deren Ord-
nungsgesetzen sich jeder Mensch gleichermaßen zu unterstellen habe, um
„im Einklang zu sein". Probleme und Krankheiten entstünden dadurch,
dass ein Mensch gegen die Ordnung seiner „Sippe" – wie Hellinger Fa-
milienzusammenhänge zu nennen beliebt – verstößt. Loyalität zur Sippe
ist, laut Hellinger, die oberste Triebkraft des Menschen. Die Sippe wiederum sei eingebunden in eine größere Seele, diese wiederum in eine
göttlich-kosmische Ordnung. Hellinger wähnt sich als Erleuchteten, der
Einblick in diese Ordnung nehmen könne. Die Ordnung wirke auf jedes
Beziehungsgeflecht zurück. Jeder einzelne habe sich nach dieser von
Hellinger verkündeten Ordnung, die nichts anderes als traditionelle patriarchale Familienverhältnisse restauriert, zu richten. Hellinger hält denn
auch „die Idee von Freiheit, die der einzelne bei seinem Tun zu haben
glaubt, für völlig illusionär".[2]

Die höheren ordnenden Mächte, mit deren Hilfe Hellinger dem Menschen seine individuelle Entscheidungsfreiheit abspricht, überträgt er
ebenso auf die gesellschaftspolitische Entwicklung. Alle epochalen Er-
scheinungen, sei es die Entstehung des Kapitalismus oder sei es der
zweite deutsche Welteroberungskrieg, seien einfach über uns gekommen.
Im Nachhinein noch will Hellinger uns einreden, dass das Geschehene
unabwendbar und Widerstand zwecklos gewesen sei. „Ich denke, dass in
der Welt Kräfte am Werk sind, die lassen sich nicht steuern. Deswegen
tun mir die Weltverbesserer leid. Die großen geschichtlichen Bewegungen, der Nationalsozialismus, der Humanismus, die Wende, all das sehe

---

[2]   Hellinger, Bert / ten Hövel, Gabriele: Anerkennen, was ist. München: Kösel
1996, S. 162.

ich als Teil eines gesteuerten Prozesses, bei dem die Opfer sowohl wie die Täter in Dienst genommen sind für etwas, das wir nicht begreifen." Das Ideal des politisch unmündigen Menschen, der sich aller oppositionellen Tätigkeit enthalten solle, postuliert er auch andernorts: „Ich weiß, dass diese Bewegungen sehr viel größer sind als ich, und dass ich da nicht eingreifen kann."[3]

Hellinger rechtfertigt Krieg als Notwendigkeit und zitiert – beziehungsweise missinterpretiert – insofern den Vorsokratiker Heraklit: „Der Krieg ist der Vater aller Dinge".[4] Krieg ist also nach Hellinger unvermeidbar. Und mehr: Hellinger diskreditiert mit diesem Herangehen jegliche Anti-Kriegs-Haltung. Diese stelle sich nur gegen sowieso unausweichliche, schicksalhafte Entwicklungen. Wie in der Esoterik üblich verkündet er, Glück und Leid seien lediglich menschengemachte Gegensätze, auf spiritueller Ebene falle beides ineinander. Folgt man Hellingers spiritueller Sicht, so verliert der Krieg auch an Schrecken: er wird zu einem quasi notwendigen und damit zu bejahenden Schritt der Weiterentwicklung. Hellinger: „Ich sehe die Gegensätze auf einer höheren Ebene. Das so genannte Gute und das so genannte Böse wirken auf einer höheren Ebene zusammen. So gesehen leistet jede Bewegung, auch wenn wir sie verurteilen möchten, einen Beitrag zum Ganzen. Das heißt für mich auch, dass die großen geschichtlichen Bewegungen unausweichlich sind. Die Nazibewegung und den Kommunismus, aber auch die Bewegung, die zur Wiedervereinigung Deutschlands geführt hat, betrachte ich als unausweichlich. Es gab keinen, der es in der Hand hatte, sie zu stoppen. Das sind Ausbrüche der Macht, die größer sind als das Ich."[5] Und er meint unter Bezugnahme auf den Nationalsozialismus: „Wir wären in Europa weit zurück, wenn das alles nicht geschehen wäre."[6] Tatsache ist: Wäre das alles nicht geschehen, dann wäre beispielsweise die Frankfurter

---

[3]   „Wenn man den Eltern Ehre erweist, kommt etwas tief in der Seele in Ordnung". Interview von Marianne Krüll und Ursula Nuber mit Bert Hellinger. In: Psychologie Heute, Juni 1995, S. 22-26, hier S. 26.

[4]   Heraklit von Ephesos, 6. Jhdt. v.u.Z., spricht in einem Modell dialektischer Entwicklungslehre vom Kampf zwischen Idee und Idee, aus dem heraus die Welt sich fortentwickle. In diesem Sinne ist Krieg „aller Dinge Vater, aller Dinge König". Mit Krieg im Sinne militärischer Auseinandersetzung hat die Heraklitsche Naturphilosophie nichts zu tun.

[5]   Hellinger / ten Hövel, Anerkennen, was ist, S. 166.

[6]   Zitiert in: Weber, Gunthard (Hrsg.): Zweierlei Glück: Die systemische Psychotherapie Bert Hellingers. Heidelberg: Carl-Auer-Systeme [14]2001, S. 204.

Schule nicht zur Emigration gezwungen worden, dann wären nicht zuhauf fortschrittliche Wissenschaftler von diesem Kontinent geflohen, dann wären nicht Millionen von demokratisch gesonnenen Menschen ermordet worden. Dann, ja dann hätte in diesem Land vielleicht ein reiches Erbe an fortschrittlicher und weltbürgerlicher Kultur Fuß fassen können. Ich sehe keinen Fortschritt, den der Faschismus gebrächt hätte. Hellinger schon.

Doch auch Hellinger sieht noch einige Versäumnisse in der Aufarbeitung der deutschen Vergangenheit. Und in diesen seinen Äußerungen reiht er sich ein in die überhandnehmenden Bestrebungen der letzten Jahre, die Deutschen als die eigentlichen Opfer des Krieges darzustellen und deutsches Leid zu beklagen, wie dies etwa in dem Täter zu Opfern stilisierenden Buch *Der Brand – Deutschland im Bombenkrieg 1940-1945* von Jörg Friedrich geschieht, das in den deutschen Feuilletons zustimmende Beachtung fand.[7]

Darf's ein Viertel-Jude sein?

Und hier komme ich zum zweiten Punkt meiner Ausführungen, inwiefern durch Hellingers Lehre die Gewöhnung an Deutschtümelei gepaart mit Antisemitismus befördert wird.

Hellinger nimmt in seinen Ausführungen immer wieder Bezug auf antisemitische Erklärungsmuster. So verkündet er in der Beratung einer Frau, die er in seinem Standardwerk *Ordnungen der Liebe* wiedergibt, zunächst den Grundsatz, dass die Beziehung zwischen einer jüdisch gläubigen Frau und einem nicht-jüdischen Deutschen niemals gelingen könne. Er begründet dies mit der alten Unterstellung der Penetranz des jüdischen Glaubens, wonach eine jüdische Frau sich niemals von ihrem Glauben lösen könne. Dies müsse sie nach Hellinger aber, um mit einem Andersgläubigen eine Beziehung eingehen zu können. Denn laut Hellinger habe „die Frau dem Mann zu folgen", und das auch in punkto Religionszugehörigkeit.[8] Passend zu diesem antijüdischen, vorurteilsreproduzierenden Postulat gibt Hellinger die Überlegungen eines weiteren Teilnehmers der Runde zu Protokoll, der im Stil der Nürnberger Rassegesetze räso-

---

[7] Vielfach schwingt solcher Tenor etwa auch in den Trauerbekundungen über die „Schande" des angeblich unnötig niedergebombten Dresden mit, der man nun im gemeinsamen deutsch-deutschen Kraftakt mit dem Wiederaufbau der Frauenkirche begegnen möchte.

[8] Vgl. Hellinger, Bert: Ordnungen der Liebe. Heidelberg: Carl-Auer-Systeme 2000, S. 198 und 456.

niert, ob es denn nicht vielleicht auch eine Rolle spiele, „wie hoch der Anteil des Jüdischen ist. Vielleicht nur die Hälfte oder ein Viertel?"[9]

In letzter Zeit beschäftigt sich Hellinger zunehmend mit dem Aufstellen von Nationalitätskonflikten. Auch das Verhältnis zwischen Deutschen und den jüdischen Opfern des Holocaust beschäftigt ihn. Angestrebt wird dabei ein gegenseitiges „Versöhnen" durch „Mitgefühl" zwischen Opfern und Tätern. Hellinger entkleidet Täter und Opfer grundsätzlich jeglicher subjektiv-ethischen Motivation und bescheinigt Opfern und Widerstandskämpfern, sie verfügten über dieselbe „Täterenergie" wie die Nazis. Denn auch die Gegner des Nationalsozialismus hätten nicht mit friedlichen Mitteln gekämpft und seien lediglich dadurch motiviert gewesen, dass sie die Bindung zu ihrer jeweiligen „Gruppe" hätten stärken wollen. Mit solch flachen Gleichsetzungen enthebt Hellinger Menschen jeglicher inhaltlichen, subjektiven Verantwortung und jedes eigenständigen Entschlusses. In seinem Denken sind denn auch alle Menschen lediglich blinde Erfüllungsgehilfen des schicksalhaft weitergegebenen Gruppenauftrages.

Mit der gegenseitigen Versöhnung, die von Hellinger in seinen Aufstellungen angestrebt wird, klappe es allerdings oft deshalb nicht, wie er sich empört, weil die Nachkommen der Opfer sich der Versöhnung verweigerten. Zeige man den faschistischen Tätern gegenüber jedoch nicht genügend Achtung, geschehe Schlimmes: Die Mordlust übertrage sich auf ein später geborenes Kind der Opferfamilie. Dieses Kind erhalte dann eine Art „verschobener Energie": es mutiere gleichsam durch eine verschobene „Täterenergie" seinerseits zum Nazi. Mit dieser Behauptung legt Hellinger den Grundstein, mit dem er Verfolgte des Naziregimes zu Tätern erklärt. Hellinger: „Man kann sehen, dass in jüdischen Familien die Täter sehr häufig zutiefst verachtet sind. (...) Das Ergebnis ist, dass in vielen jüdischen Familien ein Kind die Täter vertritt. Es entwickelt dann eine Täterenergie." Und flugs hat sich Hellinger die eigentlichen Nazis von heute kreiert: die Israelis. „Man sieht das im Verhalten von vielen Israelis den Palästinensern gegenüber. Weil man den Tätern keinen Platz geben wollte, wird nationalsozialistische Täterenergie unbewusst übernommen."[10]

[9]   Hellinger, Bert: Ordnungen der Liebe, S. 233.
[10] Hellinger, Bert: Das Judentum in unserer Seele: Was Juden und Christen versöhnt (Vortrag im Kulturhaus Dornbirn/Österreich vom 24.2.2002). In: Das Virtuelle Hellinger Institut, http://www.hellinger.com/deutsch/virtuelles_institut/bert_hellinger/vortraege/judentum_in_unserer_Seele.shtml (10.12.2003).

Diese Gleichsetzung der Vernichtung der Juden durch den deutschen Faschismus mit dem Kampf der israelischen Armee gegen die gegenwärtige Intifada stellt nichts anderes als eine Verharmlosung des Holocaust dar. Derartige Tiraden sind in Hellingers Werken jedoch kein Einzelfall. So wird sein Video *Die Toten. Was Opfer und Täter versöhnt* (1999) auf Hellingers Homepage mit folgendem Text beworben: „Dieses Video dokumentiert die wohl bewegendste Aufstellung Bert Hellingers mit einem Überlebenden des Holocaust. (...) Er [Hellinger, C.B.] hat eine Aufstellung mit faschistischen Mördern und ihren Opfern gemacht. Am Ende waren sie [die Täter, C.B.] in dem Schmerz, den sie erlebt haben, mehr Opfer als die Opfer, die sie umgebracht hatten." Nun ist es also endlich auch von einem deutschen Therapeuten festgestellt, dass die eigentlichen Leidtragenden am deutschen Angriffskrieg nicht die Juden, sondern die Deutschen waren. Letztere sind wirklich arm dran, denn wie in selbigem Werbetext zu lesen ist: „Sie haben erlebt, dass sie als Täter von einer höheren Macht in Dienst genommen waren, gegen die sie sich nicht wehren konnten." Widerstand war also zwecklos.

Das unbedingte, loyale Halten zum eigenen Zwangskollektiv steht bei Hellinger an oberster Stelle seines missionarischen Auftrages, auch und gerade was den Angriffskrieg der Deutschen betrifft. Treues Festhalten an dem, was die „Schicksalsgemeinschaft" verlangt, verkündet Hellinger auch in den folgenden Sätzen, bei denen mir eine Kommentierung überflüssig erscheint. Erschreckend ist, dass derart deutliche schwarz-braune Äußerungen offen in seinen Standardwerken zu lesen sind, und es ist nahezu unfassbar, wie wenig Widerspruch er trotz seiner Unverhohlenheit erhält. Er schreibt also in seinem Standardwerk *Ordnungen der Liebe*, einem Bestseller der Szene, Folgendes: „Da hat eine jugoslawische Dichterin unbedingt ein Denkmal errichten wollen für einen deutschen Soldaten. Der war abkommandiert zu einem Erschießungskommando, um Partisanen zu erschießen. Doch er hat sich geweigert, sein Gewehr hochzuheben, ist dann rübergegangen zu den Partisanen und hat sich mit ihnen erschießen lassen."[11] Hellinger kommentiert diesen Akt der Verweigerung eines deutschen Soldaten gegen das Wüten und Morden der deutschen Truppen auf dem Balkan folgendermaßen: „Nun, was ist denn das für einer? Ist er gut, ist er böse? Was hat er denn gemacht? – Er hat sich vor seinem Schicksal gedrückt. Wenn er geschossen hätte, weil er sich sagt: 'Ich bin verstrickt in meine Gruppe, und die sind verstrickt in

---

[11] Hellinger, Ordnungen der Liebe, S. 277f.

ihre Gruppe, und das Schicksal hat es so gefügt, dass ich sie erschießen muss statt sie mich, und ich stimme dem zu, was immer auch die Folgen sind', das ist Größe."[12] Das wäre in Hellingers Augen also Größe, wenn man sich einfügt in das blinde Morden von Wehrmacht und Waffen-SS auf dem Balkan, dem prozentual auf die Bevölkerung bezogen so viele Menschen zum Opfer gefallen sind wie in keinem anderen von Deutschland überfallenen Land.

Mit der Rehabilitation der deutschen Wehrmachtssoldaten ging nicht nur die NPD in den letzten Jahren bundesweit auf die Straßen. Auch Hellinger wirkte in diesem Sinne. Wie Jung-NPDler auf T-Shirts und Transparenten vor sich hertragen: „Opi war in Ordnung", so meint auch Hellinger, dass einem Kind grundsätzlich nicht zustehe, an seinem Vater etwas zu kritisieren, das Kind den Vater vielmehr in allem, auch im Morden, gut zu heißen habe. Für Hellinger ist „ganz klar, wenn man auf unsere Soldaten vom letzten Krieg schaut, dass die Soldaten schon Helden waren". Sie sollten nicht weiter ausgegrenzt werden, sondern endlich den Platz in unserer Mitte, der ihnen zustehe, zurückerhalten. Es „schwächt unsere Generation", „dass das jetzt alles so verteufelt wird". Wenn man ihre Taten anerkenne, „trotz des Schlimmen, das sie auch angerichtet haben, (...) fließt von ihnen zu uns eine besondere Kraft."[13]

Welche Kraft hier fließt, ist leicht sichtbar: Die Kraft der Rehabilitierung der Verbrechen des Faschismus; die Kraft der Restaurierung des unbedingten Gehorsams gegenüber dem nationalen Zwangskollektiv; die Kraft, die bestrebt ist, den autonomen Verstand jedes Menschen nach Möglichkeit auszuschalten.

Wem solche Thesen zugute kommen, liegt auf der Hand: Sie kommen all jenen reaktionären Kräften zugute, die dem Gedanken des selbst denkenden und erkenntnisfähigen Menschen auch innerhalb der psychologischen Praxis den Kampf ansagen und das Rad der Geschichte zurückdrehen wollen; sie kommen all jenen zugute, die fordern, dass die Opfer des Zweiten Weltkrieges nun endlich den Mund halten sollen; und sie kommen all jenen zugute, die das immer größer werdende psychische und materielle Elend von immer mehr Menschen mit Volksgemeinschaftsideologien übertünchen wollen.

---

[12] Ebenda.

[13] Hellinger, Bert: Erfahrungen aus letzter Zeit (Interview von Harald Hohnen mit Bert Hellinger in Berlin vom 26.6.2001). In: Das Virtuelle Hellinger Institut, http://www.hellinger.com/deutsch/virtuelles_institut/bert_hellinger/interviews/2001_06_26_interview_hohnen.shtml#2/ (10.12.2003).

Gegen wen Hellingers Ideen gerichtet sind, sind beispielsweise Frauen, über deren Disposition zu Kinder-Küche-Kirche sich Hellinger glasklar geäußert hat; gegen wen Hellingers Ideen weiter gerichtet sind, sind all jene demokratisch gesinnten Menschen, die sich gegen deutschnationale Deutungen der Weltgeschichte verwahren. Und sie richten sich gegen jene, welche die Herausbildung von selbständigen, ihren Verstand und ihre Vernunft gebrauchenden Individuen als unabdingbare Voraussetzung für die Ausrottung des Faschismus mit seinen Wurzeln begreifen.

Dass ein der Aufklärung und dem Humanismus verpflichtetes Menschenbild die psychologische Forschung und Lehre bestimmen möge, dazu trägt hoffentlich diese Auseinandersetzung bei.

Literatur

Friedrich, Jörg: Der Brand: Deutschland im Bombenkrieg 1940-1945. München: Propyläen 2002.

Hellinger, Bert: „Wenn man den Eltern Ehre erweist, kommt etwas tief in der Seele in Ordnung" (Interview von Marianne Krüll und Ursula Nuber mit Bert Hellinger). In: Psychologie Heute, Juni 1995, S. 22-26.

Hellinger, Bert: Die Toten: Was Opfer und Täter versöhnt (Video). Heidelberg: Carl-Auer-Systeme 1999.

Hellinger, Bert: Ordnungen der Liebe. Heidelberg: Carl-Auer-Systeme 2000 (6. Aufl.).

Hellinger, Bert: Erfahrungen aus letzter Zeit (Interview von Harald Hohnen mit Bert Hellinger in Berlin vom 26.6.2001). In: Das Virtuelle Hellinger Institut, http://www.hellinger.com/deutsch/virtuelles_institut/bert_hellinger/interviews /2001_06_26_interview_hohnen.shtml#2/ (10.12.2003).

Hellinger, Bert: Das Judentum in unserer Seele: Was Juden und Christen versöhnt (Vortrag im Kulturhaus Dornbirn/Österreich vom 24.2.2002). In: Das Virtuelle Hellinger Institut, http://www.hellinger.com/deutsch/virtuelles_institut/ bert_hellinger/vortraege/judentum_in_unserer_Seele.shtml (10.12.2003).

Hellinger, Bert / ten Hövel, Gabriele: Anerkennen, was ist. München: Kösel 1996.

Weber, Gunthard (Hrsg.): Zweierlei Glück: Die systemische Psychotherapie Bert Hellingers. Heidelberg: Carl-Auer-Systeme 2001 (14. Aufl.).

Klaus Weber

Zur Seelen-Ordnung des Franz Ruppert

Skandal Ruppert?

In einer eMail an mich vom 28. September 2003 schreibt Franz Ruppert: „Es gibt der Sache nach keinen 'Skandal Ruppert' an der Katholischen Stiftungsfachhochschule München. Vielmehr scheint es Ihr [also mein, K.W.] Interesse zu sein, einen Skandal zu inszenieren." Vor vier Tagen schreibt der den Kollegen Franz Ruppert vertretende Rechtsanwalt, ich solle es bei einer Vertragsstrafe von 3.000 Euro unterlassen zu behaupten, „es gäbe einen Skandal um (...) Prof. Dr. Franz Ruppert". Ich begrüße unbekannterweise den Rechtsanwalt auf der Veranstaltung und entlaste ihn von einer Mitschrift. Ich werde ihm ohne weiteres das Manuskript zur Verfügung stellen. Das Wort „Skandal" kommt von dem griechischen „skándalon" und bedeutet so viel wie „Lärm" oder „Ärgernis", und in diesem Sinne werde ich das Wort „Skandal" im Weiteren auch verwenden.

Franz Ruppert hat im November 2002 einen Workshop durchgeführt, für den er Seminargebühren von den TeilnehmerInnen verlangte. Es ging um Aufstellungsarbeit mit psychotischen beziehungsweise verwirrten Menschen. Das Seminar dauerte von Freitag bis Sonntag. Der Freitag dieses Seminars war gleichzeitig im Seminarplan Rupperts für den Studienschwerpunkt „Soziale Arbeit mit psychisch kranken und suchtkranken Menschen" als Tag ausgewiesen, an dem Studierende diesen Pflichtblock besuchen sollten. Franz Ruppert hat demnach in einer Lehrveranstaltung, für die er Gehalt bezog, Geld verdient, indem er diese Lehrveranstaltung gleichzeitig nutzte, um in die eigene Tasche zu wirtschaften. Diese Vermischung privater ökonomischer Interessen mit der Pflicht, Lehrveranstaltungen durchzuführen, ist ein „Ärgernis" – ein Skandal also; nicht für mich, sondern für eine katholische Fachhochschule, die bis dato in der Hochschullandschaft einen guten Ruf genießt.

Noch skandalöser als diese für Bert Hellinger und sein Umfeld nicht ungewöhnliche Art und Weise, aus dem Leiden der Menschen größtmöglichen Profit zu ziehen, ist das Weltbild Franz Rupperts, wie er es in seinem letzten Buch *Verwirrte Seelen* (2002) ausbreitet.[1] Ich beschränke mich hier auf zwei Punkte der Kritik:

a) Rupperts Aufstellungspraxis in Verbindung mit den so genannten Seelen-Ordnungen und

b) Rupperts Sicht auf den deutschen Faschismus, auf Adolf Hitler und das Verhältnis von Tätern und Opfern.

Aufstellen

Ruppert behauptet, in seinen Aufstellungen sei für diejenigen, die Augen und Ohren nicht verschließen würden, die *Wirklichkeit* zu erfahren (S. 290). Für ihn würden als Beweis für die Richtigkeit seiner Methode die „zahlreichen positiven Rückmeldungen" von PatientInnen, „welche die heilende Wirkung von (...) Aufstellungen (...) erlebten" (ebd.), zählen. Wenn nur noch das Befinden derjenigen, die sich positiv zu einer Therapie äußern, ausschlaggebend für die Anerkennung einer Methode ist, dann ist jede Kritik sinn- und grundlos. Diese Argumentationsweise ist für Sekten typisch: Kritik wird mit dem Argument zurückgewiesen, die Mitglieder der Sekte seien alle zufrieden und ihnen gehe es blendend. Nur wer selbst die Erfahrung mache – und nicht wieder aus dem Verbund ausscheide –, der könne über den Inhalt der Gruppe auch vernünftig reden. Alle anderen, die sich weigerten, solche Erfahrungen zu machen, seien Nörgler, linke Spinner etc.

Ruppert geht in seinen Aufstellungen nicht nur soweit, mehr als fünfzig Personen teilnehmen zu lassen und ohne kritische Reflexion der Aufstellung seine „workshops" zu beenden; er stellt neben Personen auch „abstrakte seelische Größen" (S. 291) wie Ängste, Süchte oder auch „Neurodermitis" (ebd.) auf. Darüber hinaus berichtet Ruppert von Aufstellungen, bei denen er die gesamte Familie Adolf Hitlers aufstellen ließ (S. 413f.). Bei seiner „therapeutischen" Arbeit mit Ludwig, einem unter Druck stehenden Menschen, lässt Ruppert die Familie Ludwigs und den vom Onkel erschossenen Juden aufstellen. Ohne sich seines Zynismus bewusst zu werden, schreibt Ruppert über das „erfahrene" Verhältnis der aufgestellten Personen zueinander: „Die Fronten zwischen dem ermorde-

---

[1]   Ruppert, Franz: Verwirrte Seelen. Der verborgene Sinn von Psychosen. Grundzüge einer systemischen Psychotraumatologie. München: Kösel 2002.

ten jüdischen Besitzer der Hofstelle und Ludwigs Onkel und seinem Vater waren völlig verhärtet" (S. 347).

Ludwigs „Heilung" kam nun nicht dadurch zustande, dass er sich mit der Wut, dem Hass und der Scham beschäftigte, die er empfand, als er erfuhr, wie seine engsten Verwandten sich an der Vernichtung der Juden beteiligten und sich daran auch bereicherten. Die Heilung Ludwigs kam zustande, weil Ruppert die Idee hatte, Adolf Hitler und das deutsche Volk aufzustellen und Ruppert „jemand aus Ludwigs Familie aufforderte, sich vor dem persönlichen Schicksal Adolf Hitlers zu verneigen. Dadurch löste sich die unversöhnliche Konfrontation zwischen Adolf Hitler und dem jüdischen Mann auf" (S. 348), anschließend verneigte sich das deutsche Volk noch vor dem Schicksal des Juden. Ludwig verneigte sich dann vor seinem Mörderonkel und seinem Vater und „konnte dann auch dem jüdischen Mann mit Liebe in die Augen blicken" (ebd.).

So viel zur wissenschaftlichen Fundierung der Aufstellungspraxis Franz Rupperts.

Seelen-Ordnungen

Nun zu den Seelen-Ordnungen, die Rupperts Schlüsselbegriff sind, um Abweichungen oder Krankheiten zu erklären:

Die Aufgabe der Familienseele – wie auch der Sippenseele, der Volksseele etc. – sei es, das „Nicht-Dazugehörende abzugrenzen" (S. 64) und Getrenntes zu verbinden. Verstießen Individuen gegen die Regeln der Zugehörigkeit zur Familie, zur Sippe oder zur Nation, so führe dies zu schwersten Störungen, die wiederum in Gewalt, Kriegen, Kreuzzügen und Terror endeten. Dass mit solcherart „Theorie" ungerechte gesellschaftliche Verhältnisse – die mit dazu beitragen, dass Menschen psychisch krank werden – gerechtfertigt werden, ist einer der Skandale von Rupperts Buchs. Ein weiterer ist die Art und Weise, wie Ruppert seine Theorie der gestörten Ordnungen und Familienbindungen „beweist".

Die Art und Weise, wie Ruppert seine Theorie begründet, lässt sich als *nachträgliche Vorhersage* bezeichnen. Die nachträgliche Vorhersage ist alltagssprachlich beispielsweise gefasst in dem Satz: „Dass er einen schwachen Willen hat, sieht man ja darin, dass er es zu nichts gebracht hat." Ein Beispiel aus Rupperts Buch zeigt, wie diese „nachträgliche Vorhersage" funktioniert: Für Rupperts Konstruktion verschiedener „Seelen" – Familienseele, Sippenseele, Nationenseele etc. – ist es wichtig, dass die Seele nicht nur ein Terminus ist, der Vielfältiges – Geist, Psyche etc. – bezeichnen kann; für ihn ist es wichtig, dass es *die* „Seele" wirklich gibt. Seine „Beweisführung" arbeitet folgendermaßen: „Die Seele gibt es, weil Menschen in einem wechselseitigen Bezug seelische Prozesse fortlaufend erzeugen. Die Seele ist daher für jeden Menschen eine Erfahrungstatsache. Jeder Mensch erlebt seelische Vorgänge im Kontakt mit anderen." (S. 60)

Etwas klarer formuliert heißt der Satz: „Die Seele gibt es, weil Menschen Seelen haben. Im Kontakt mit anderen Menschen erzeugen diese Seelen seelische Prozesse. Weil dies so ist, muss jeder Mensch davon überzeugt sein, dass das, was er mit anderen Menschen im Kontakt erfährt, seine Seele beziehungsweise seine seelischen Prozesse sind." Diese Beweisführung ist deshalb nicht zu widerlegen, weil sie einen abgeschlossenen Zirkel darstellt. Man kann daran glauben oder nicht; insofern handelt es sich bei solcherart Aussagen um religiöse, nicht aber wissenschaftliche Konstrukte.

Folgen wir nun Franz Ruppert in seinem Glauben an die Seele. Anschließend an die Behauptung, die je individuelle Seele sei eine Erfahrungstatsache, wird der Seelenbegriff erweitert: Die Seele sei nicht nur etwas Individuelles, sondern sie sei auch „als etwas erfahrbar, das über den einzelnen Menschen hinausreicht" (S. 61). Auch hier ist zu fragen: Wie belegt Franz Ruppert diese Behauptung? Und auch hier findet man den Trick der „nachträglichen Vorhersage": die Arbeit mit Familienaufstellungen sei es, die eine solche „Familienseele" (S. 62) erfahrbar mache; man könne es „unmittelbar sehen und spüren, wie die Mitglieder einer Familie seelisch miteinander verbunden sind" (S. 61). Doch auch diese „erfahrbare" Familienseele reicht bei weitem nicht aus, das zu beschreiben, was größere Verbände als Familien es sind, erfahrbar werden ließen. Ruppert nennt deshalb noch die Sippenseele, die Clanseele, die Stammesseele, die Volksseele und die Nationenseele.

Nachdem die Seele nun zu einer überirdischen Einheit geworden ist, wird sie im nächsten Schritt wieder verdinglicht und als handelnde Einheit konstruiert: „Sie wächst und entfaltet sich (...) durch schlimme Erfahrungen wird sie vorsichtig (...) widersprüchliche Anforderungen können die Seele sogar in Verwirrung stürzen." (S. 63f.)

Diese Umarbeitung der Seele zu einem handlungsfähigen Subjekt hat zur Folge, dass der Mensch als Subjekt sich gegenüber seinem Seelenleben hilflos und handlungsunfähig fühlen muss. Nicht er bestimmt, nicht er entscheidet über seine Handlungen; vielmehr gibt es in Rupperts Subjektkonstruktion Rahmenbedingungen und Ordnungen, die das Indivi-

duum eindeutig in seinen Handlungen festlegen. Die „Seele" ist dabei der
Hebel, über den sich die Regeln und Ordnungen im Subjekt verankern.
Die Seele „bewegt das, was sie umfasst, im Rahmen einer Ordnung"
(S. 62). Grundsätzlich geht es Ruppert darum zu beweisen, dass es Pflicht
der Individuen sei, die Ordnungen, in die sie hineingeboren sind, anzunehmen, weil jedes Ausscheren aus diesen Ordnung zu „Verwirrungen"
führe: „Auch das, was nicht ist und gelebt wird, muss seelisch bewältigt
und als besonderes Schicksal angenommen werden. Kinder zu haben ist
in diesem Sinne ebenso etwas Schicksalhaftes wie die Tatsache, keine
eigenen Kinder zu haben. Wer seinem Schicksal zustimmt, so wie es ist,
und es nicht für besser oder schlechter als ein anderes Schicksal bewertet,
ist frei, sein eigenes Leben zu verwirklichen." (S. 186)

Mit dieser Propaganda zur Zustimmung zu den jeweiligen Verhältnissen, in denen Menschen leben und leiden, arbeitet Ruppert ideologisch an
der Entmündigung von Subjekten und an der Herstellung von Individuen,
die sich freiwillig den Verhältnissen, seien sie auch noch so ungerecht
und menschenverachtend, unterordnen.

Rupperts politisches Weltbild: Adolf Hitler und die Täter

Ruppert widmet in seinem Buch *Verwirrte Seelen* Adolf Hitler und der
Erklärung dessen persönlichen Schicksals mehr als 30 Seiten. Adolf Hitler stellt er als eine Person dar, dessen „menschliche Seele zerbrochen"
sei und der auch wegen seiner Familiengeschichte ein „emotional völlig
gestörter Außenseiter und Sonderling" gewesen sei. In einem Seminar an
der Katholischen Stiftungsfachhochschule beschäftigte sich Ruppert mit
Hitlers „Gefühlen" und behauptet in seinem Vorlesungsskript, wir müssten „Hitler annehmen, um von ihm frei zu werden". Eingebettet ist diese
Psychologisierung und Individualisierung des deutschen Faschismus in
verharmlosende und die Deutschen entschulende Floskeln zur Nazi-Zeit.
So reiht Ruppert umstandslos unter diejenigen, die durch „das menschenverachtende Regime Hitlers und seiner Helfershelfer" (S.252) verwirrt
wurden, „Täter- wie Opferfamilien, in denen wir die Auswirkungen der
schrecklichen Vergangenheit an den Verwirrtheitssymptomen der später
Geborenen ablesen können" (ebd.).

In den Ordnungsplänen Hellingers ist die Zugehörigkeit zu einer Reli-
gionsgemeinschaft durch die Individuen nicht aufzulösen. Versuchten sie
solche Auflösung trotzdem, so habe das krank machende Folgen. Auf
diese krank machenden Folgen kommt auch Ruppert zu sprechen. Er weiß

zu berichten, dass „Juden manchmal ihren Glauben und ihre Herkunft verleugnen" (S. 254), wodurch ihre Kinder eine „Zerrissenheit der eigenen Herkunft gegenüber" (ebd.) spürten und deshalb psychisch krank würden.

Was Hellinger wie Ruppert in ihren Ausführungen zum deutschen Faschismus und bei ihrer Darstellung der jüdischen Opfer betreiben, ist das, was als *Missbrauch der Opfer* bezeichnet werden kann. Der katholische Theologe Norbert Reck, der eine „Theologie nach Auschwitz" (1998) entworfen hat, besteht darauf, dass alle Erzählungen der überlebenden Opfer des Holocaust nicht zur Illustration „des eigenen Gedankens verkommen"[2] dürften: „Die Analysen der Zeugnisse als 'Texte', etwa nach linguistischen, psychologischen oder theologischen Gesichtspunkten, die also mehr in den Zeugnissen finden wollen, als die Zeugen zu sagen intendieren, gehören in erster Linie zu den Umgangsweisen, die die Zeugen als Missbrauch empfinden."[3] Rücksichtslos und sie auf eine Stufe mit den Tätern stellend beutet Ruppert die Erfahrungen von Opfern dafür aus, seine Theorien der familiär bedingten Traumatisierungen sowie der Ordnungssysteme, deren Verlassen psychisch krank mache, zu stützen.

Mit der Funktionalisierung der Opfer-Erfahrungen für die eigene Theorie korrespondiert die permanente Entlastung der deutschen Täter. Fast durchweg schreibt Ruppert, wenn er den deutschen Faschismus thematisiert, über den „Zweiten Weltkrieg" (S. 252) beziehungsweise über „Kriegssituationen" (S. 172). Damit liegt nahe, dass er in einem nächsten Schritt die Soldaten und deren Leiden besonders hervorhebt: „Kriegsfolgen sind die schwersten Traumafolgen. Selbst die Gruppe der Kriegsgewinner zahlt einen horrenden Preis an körperlichen, seelischen und wirtschaftlichen Schäden." (ebd.) Nicht nur, dass Ruppert über die Kategorien des Leids und der seelischen Verletzungen Opfer- und Täterhandlungen auf eine Stufe stellt. Darüber hinaus „vergisst" er über seine Thematisierung des Krieges diejenigen, die gar nicht im Kriegszustand mit dem Deutschen Reich standen: die Juden. Das von ihnen Erlittene, das in kohärenter Sprache kaum zu fassen ist, weil die Erlebnisse selbst keine Kohärenz aufweisen, wird von Ruppert schlicht und einfach übergangen. Diesem „Vergessen" der Überlebenden-Erfahrungen steht die Behauptung gegenüber, die deutschen Täter hätten Schlimmeres erlebt als die Juden: die *schwersten* Traumafolgen.

[2] Reck, Norbert: Im Angesicht der Zeugen. Eine Theologie nach Auschwitz. Mainz: Matthias-Grünewald 1998, S. 127.
[3] Ebenda, S. 131.

Schluss

Franz Ruppert hat in seiner eMail geschrieben, es gebe keinen 'Skandal Ruppert' an der Katholischen Stiftungsfachhochschule München. Ob das Weltbild Rupperts und seine Umsetzung in der Lehre ein „Skandal" – also ein Ärgernis – ist, kann jedeR nun selbst entscheiden.

Literatur

Reck, Norbert: Im Angesicht der Zeugen. Eine Theologie nach Auschwitz. Mainz: Matthias-Grünewald 1998.

Ruppert, Franz: Verwirrte Seelen. Der verborgene Sinn von Psychosen. Grundzüge einer systemischen Psychotraumatologie. München: Kösel 2002.

Aktueller Nachtrag: Nachdem Franz Ruppert bereits zweimal angekündigt hatte, Klaus Weber wegen Rufschädigung strafrechtlich zu belangen – das erste Mal drohte er in Zusammenhang mit einem Leserbrief Webers an die *Frankfurter Rundschau*, in dem dieser zu einer Besprechung des Ruppertschen Buches *Verwirrte Seelen* Stellung bezogen hatte, das zweite Mal in Zusammenhang mit der Podiumsdiskussion an der Universität München Anfang November 2003 –, hat er nun durch seinen Rechtsanwalt Klage beim Landgericht München I eingereicht. Beklagte sind der Hamburger Argument-Verlag und Weber selbst. Es geht um eine Passage aus Webers Anfang 2003 an der Universität Oldenburg eingereichten und einige Zeit darauf in Buchform bei Argument erschienenen Habilitationsschrift *Blinde Flecken – Psychologische Blicke auf Faschismus und Rassismus* (Hamburg, 2003). Bei Meidung eines Ordnungsgeldes von 250.000 Euro soll unterlassen werden, „die Behauptung aufzustellen oder zu verbreiten", Franz Ruppert habe die Behauptung aufgestellt, „die deutschen Täter hätten Schlimmeres erlebt als die Juden: nämlich die schwersten Traumafolgen".

IndyNews-InfomedienSystem
www.indynews.net

Redaktion IndyNews-InfomedienSystem München vom 9.11.2003
[http://www.indynews.net/434+M5bd32e1fb03.html]

Ein weiterer Bericht erschien unter dem Titel „Verbraucherschutz im Psychobereich: Veranstaltung zu Methoden und Weltbild von Bert Hellinger" in *Raumzeit* Nr. 27 vom 10.12.2003 [http://www.raumzeit-online.de/122003/artikel193.html]. In der bürgerlichen und Boulevardpresse, die auf der Veranstaltung mit mehreren Reportern vertreten war, wurde diese komplett verschwiegen. (Ein geplanter Beitrag von *Report München* [Bayerischer Rundfunk] unter dem Titel „Das Geschäft mit der Seele – Familienaufstellung nach Bert Hellinger" von Andrea Mocellin war zum Zeitpunkt der Drucklegung dieser Dokumentation noch nicht ausgestrahlt [http://www.br-online.de/daserste/report/].)

Dominik Lindner

Dringend notwendige Stellungnahmen zu Hellinger & Co.
IndyNews-Bericht zur Veranstaltung an der Universität München

Der AStA der Geschwister-Scholl-Universität München veranstaltete am Dienstag, den 4.11.2003 eine Podiumsdiskussion, die sich mit Weltbild und Methode des rechts-esoterischen Psychoanalytikers Bert Hellinger befasste und dabei teils derbe Reaktionen bei dessen AnhängerInnen unter den über 600 ZuhörerInnen [letztlich dürften es mehr als 1000 ZuhörerInnen gewesen sein, d. Hrsg.]) auslöste.

Der selbsternannte Psychotherapeut, Ex-Missionar und Show-Analytiker Bert Hellinger gilt seit über zehn Jahren in der Esoterikszene, aber auch bei vielen AnhängerInnen von Gruppentherapien, als Shootingstar. Der 78-Jährige wird heute (zu Unrecht) als „Vater" der so genannten Familienaufstellungen bezeichnet, gibt diesem Therapiemodell jedoch eine rechte, esoterische und gefährliche Wendung. Nicht nur seine zahlreichen Publikationen und Massenveranstaltungen, auch eine wachsende Zahl von VertreterInnen der „Hellinger-Schule" erreichen eine wachsende Zahl von Hilfesuchenden auf dem Markt der Psycho- und Gruppentherapien.

Grund genug gerade für die akademische (Sozial-) Psychologie, über das verschrobene Weltbild und die reaktionäre und gefährliche Methode von Hellinger und seinen AnhängerInnen aufzuklären und diese zurückzuweisen. Daher lud der AStA der Geschwister-Scholl-Universität (LMU) München, gefördert vom Kurt-Eisner-Verein, vier FachvertreterInnen aus drei Münchner Hochschulen ein, um über Inhalte, Wirkung und Gefahren der Hellingerschen Arbeitsweise zu referieren. Der Ansturm auf die Podiumsdiskussion war gewaltig. Obwohl die Veranstaltung kurzfristig in einen größeren Hörsaal verlegt worden war, füllte sich dieser in kürzester Zeit mit über 600 ZuhörerInnen, etwa die Hälfte davon dürften AnhängerInnen des selbsternannten „Mediums" und „Heilers" gewesen sein. Ein Grund dafür dürfte der Titel der Veranstaltung – ein Hellinger-Zitat – gewesen sein: „Niemand kann seinem Schicksal entgehen".

Das Podium bestand aus Prof. Heiner Keupp von der Uni München, Prof. Sabine Pankofer von der Katholischen Stiftungsfachhochschule, Prof. Klaus Weber von der Fachhochschule München sowie der Diplom-Sozialpädagogin und Autorin Claudia Barth; moderiert wurde die Veranstaltung von Colin Goldner vom *Forum Kritische Psychologie*.

„Heilung oder Hokuspokus?"

Nach der Begrüßung durch Goldner wurden Auschnitte aus der WDR-Reportage „Heilung oder Hokuspokus?" gezeigt, in denen Selbstdarsteller Hellinger mit „Erklärungen" wie „Ich habe [in der Therapie] eine Verbindung mit etwas Höherem", „der Therapeut kann dem Patienten niemals schaden" oder „wer dem Schicksal entgehen will, landet im Grab" zu Wort kommt. (Im Grab gelandet ist eine junge Frau in Leipzig, die nach einer Therapie bei einer Hellinger-Massenveranstaltung Selbstmord beging.) Der Film zeigt auch eine Sequenz, in der Hellinger innerhalb von zwanzig Minuten Diagnose und Heilung vorgaukelt, indem er einer manisch-depressiven palästinensischen Migrantin den Rat erteilt: „Geh zurück!"

An wen richtet sich Hellinger?

Im Anschluss erörterte zunächst der Sozialpsychologe Heiner Keupp, warum Hellingers Thesen und Methoden derart populär sind. Keupp selbst habe erst nach der Lektüre der Seiten des *Virtuellen Hellinger-Instituts*, auf denen etwa unter dem Titel „Das Judentum in unserer Seele" behauptet wird, „die Israelis" hätten „die NS-Täter-Ideologie gegenüber den Palästinensern" übernommen, die Notwendigkeit erkannt, sich gegen Hellingers Ideen und Treiben wenden zu müssen. Keupps zentrale Frage lautete, warum es – nach den Erfahrungen der 68er Zeit – heute „keinen Protest gegen die Antiaufklärung" gebe.

Sein Versuch einer Antwort begann mit dem, was Wolfgang F. Haug das „Gebrauchswertversprechen" im Kapitalismus nennt: Leute wie Hellinger versprächen in einem Gesellschaftssystem, das von der „Krise der Moderne", dem scheinbaren Wegfall von Orientierungspunkten und der ewigen Predigt von Flexibilität gekennzeichnet sei, einfache Erklärungen, „Koordinaten und Ordnung". Zudem erzeugten sie bei KonsumentInnen eine „Sucht nach Einlösung", die den fortwährenden Konsum von Literatur und Lehrangeboten garantierten, die die Welt in einfachen Mustern erklären und/oder die Krise leugnen. Anders als noch etwa C. G. Jung, als dessen „Thronfolger" Keupp den Esoteriker Hellinger bezeichnete, passe dieser „als Kind der Postmoderne" perfekt in die heutige Zeit, da er mit seinen 20-Minuten-Therapien für die psychischen Krisen, die der Kapitalismus auslöse, die erwarteten schnellen – wenn auch nur scheinbaren – Lösungen anbiete.

Hellinger geriere sich als „Wissender", der nach eigenem Bekunden „die unerschütterliche Wahrheit", nämlich so einfache „natürliche Ordnungen" wie die „Ursprungsordnung der Familie" kenne, an die sich die Menschen halten müssten. Damit biete Hellinger völlig rückwärtsgewandte Koordinaten an, die „gesellschaftliche Rollenbilder zementieren" und letztlich sagten: „die Welt, wie sie ist, ist in Ordnung". Widerstand gegen herrschende Verhältnisse, und explizit auch der antifaschistische Widerstand in der NS-Zeit, ist laut Hellinger allemal zum Scheitern verurteilt, denn die AntifaschistInnen, so Hellinger, „waren nicht im Einklang".

Solcherlei Diagnostik, die die Ursachen für persönliche Probleme ausschließlich im Individuum und dessen Widerstand gegen eine gesellschaftliche bzw. „natürliche" Ordnung sieht, scheine ungeachtet ihres Widerspruchs zu sozialpsychologischer Erkenntnis und gesellschaftlichen Entwicklungen anzukommen.

„Aufstellungen" und „wissende Felder"

Nach diesem – ungewohnt scharfen – Redebeitrag von Prof. Keupp erläuterte die Professorin Sabine Pankofer die Methoden der Hellingerschen Aufstellungskonzeption in der Version von Franz Ruppert. Als die drei zentralen Gesichtspunkte der Aufstellungsarbeit stellte sie heraus: die Familie bzw. die Auflehnung gegen sie als Hauptursache psychischer Probleme; die Vorstellung *einer* gültigen Wahrheit; schließlich die exponierte Stellung des „Therapeuten"/der „Therapeutin" als „Medium" zu jener „Wahrheit".

Abgesehen von der Argumentation der Hellinger-AnhängerInnen, die positive Wirkung der Therapie sei „nur erlebbar", nicht beweisbar, womit das Treiben der AufstellerInnen zur reinen Glaubensfrage werde, stünden die Massen-Veranstaltungen als emotionalisierte, Melodramen im Widerspruch zu Theorie und Erkenntnis aller sozialpsychologischen Konzepte der letzten zehn bis zwanzig Jahre. Vor allem die Erzeugung starker Abhängigkeiten der PatientInnen von den „TherapeutInnen" und die Verschleierung jenes Dominanzverhältnisses durch den Hinweis auf eine höhere Instanz (das „wissende" bzw. „morphogenetische Feld") müssten von akademischer Wissenschaft und ernsthafter Sozialarbeit entschieden zurückgewiesen und entlarvt werden.

Abschließend bewertete Pankofer die Hellingersche Methode und kam zu dem Schluss, dass dem Potential einer starken Selbsterfahrung mit eventuellen positiven Effekten eine ganze Reihe von Gefahren gegenüberstehe: insbesondere „Aufstellungen" in der Ausbildung von SozialarbeiterInnen, die diese schon als StudentInnen in ein Abhängigkeitsverhältnis brächten, der mangelnde Anwendungsbezug, die Abkehr von einer multiperspektivischen Sichtweise, vor allem aber die esoterisch-wissenschaftsfeindliche bzw. populärwissenschaftliche Grundkonzeption, die sich als eine deterministisch geprägte „Billig-Ausbildung" für SozialarbeiterInnen anbiete, müssten von der Wissenschaft aufs Schärfste zurückgewiesen werden.

Die „Causa Ruppert" und das Hellinger-Weltbild

An Pankhofers in erster Linie methodische Kritik schloss der von vielen erwartete Beitrag von Prof. Klaus Weber zur „Causa Ruppert" sowie über das rechte / revisionistische Weltbild von Rupperts Ansatz an (Ruppert lehrt als Psychologie-Professor an der Katholischen Stiftungsfachhochschule, an der SozialpädagogInnen ausgebildet werden). Der vorab per Unterlassungserklärung geforderte Verzicht auf die Vokabel „Skandal" hinderte Weber nicht daran, hinsichtlich eines Ruppert-Aufstellungsseminares, an dem StudentInnen teilnehmen mussten, von einem „Ärgernis" (griech.: skándalon) zu sprechen.

Wesentlich schlimmer allerdings stellt sich das hinter Hellingers bzw. Rupperts Konzepten stehende Weltbild dar, soweit es von Klaus Weber – vor allem anhand von Zitaten – erläutert wurde. Zwei Grundpositionen standen dabei im Vordergrund: die Annahme von „Seelenorten" und die Darstellung des Täter-Opfer-Verhältnisses in der NS-Zeit.

„Seelenorte" oder Abgründe?

In den Aufstellungs-„Therapien", über deren vorgebliche Erfolge keinerlei empirische Beweise vorlägen, vielmehr allein das jeweilige Befinden der TeilnehmerInnen entscheide, gehe es bei Ruppert mithin um die Aufstellung von „Ängsten und Sorgen", aber auch von „Neurodermitis" (?!).

Je nach Problem werde mit Hilfe der so genannten StellvertreterInnen schon mal „die gesamte Familie Adolf Hitlers" aufgestellt. Weber zitierte einen „Therapie"-Bericht, in dem es um die Probleme eines Mannes ging, dessen Onkel im Nationalsozialismus einen Juden ermordet hatte. Die Hellingersche „Lösung" des Problems bestand nun darin, dass sich ein Stellvertreter aus der Familie des Mannes vor dem Schicksal Adolf Hitlers verneigen sollte, anschließend der Mann selbst vor seinem Mörder-Onkel und seinem Vater, woraufhin er dem jüdischen Opfer habe „mit Liebe in die Augen blicken" können.

Kernpunkt jeder Aufstellung seien so genannte „Seelenorte", die je nach Fall die Form von „Sippen-, Familien-, Volks- oder Nationenseelen" annehmen könnten und deren „Kränkung" auch nach Generationen noch psychische Probleme verursachen würden, die ihrerseits hinter Kreuzzügen, Hexenverbrennungen oder dem Holocaust stünden.

Die Seele werde bei Hellinger und AnhängerInnen als essentielles, handlungsfähigen Subjekt dargestellt, dem gegenüber das Individuum zum Objekt werde, das sich einem höheren Ordnungssystem unterordnen müsse, oder wie Ruppert es (sinngemäß) ausdrückt: „Ertrage Dein Schicksal!".

Gleichsetzung von Tätern und Opfern

In einer „Abhandlung" zu Adolf Hitler habe Ruppert, Weber zufolge, diesen als „emotional gestörten Außenseiter" dargestellt, um nach einer eingehenden „Analyse" der Hitlerschen Familienstruktur zu dem Schluss zu kommen: „Wir müssen Hitler annehmen, um von ihm frei zu werden." Deutlich klingt in diesem Satz die Stoßrichtung der Hellingerschen Geschichtsbetrachtung an: auch (und vor allem) die TäterInnen waren Opfer. Darüber hinaus fänden sich einige Erklärungen bei Hellinger, in denen „den Juden" selbst Schuld für das ihnen zugefügte Leid gegeben werde: etwa weil sie häufig nicht zu ihrem Judentum stünden. Immer wieder würden Täter- und Opferhandlungen ineinsgesetzt.

Politische Implikationen

Nach Webers (nicht humorlosem) Vortrag gab Colin Goldner mit der
(rhetorischen) Frage, ob es nicht besser sei, Leute mit derart wirren Vorstellungen von „Wahrheit" oder von der heilenden Wirkung der patriarchalischen Familienstruktur einfach zu ignorieren, der Autorin und Sozialpädagogin Claudia Barth das Wort. Barth, die als Studentin an der Katholischen Stiftungsfachhochschule selbst mehrere Ruppert-Veranstaltun-
gen besucht und Einzelheiten aus diesen veröffentlicht hatte, sprach über
die politischen Implikationen der Hellinger-Lehre.

Dabei ging es ihr um die beiden zusammenhängenden Komplexe des
Revisionismus bzw. der Kriegsschuld-Relativierung einerseits und des
Antisemitismus bei Hellinger andererseits. Anhand einer ganzen Reihe
von Zitaten wies sie Hellingers Grundhaltung nach. Aussagen wie, dass
der Zweite Weltkrieg einfach „über uns gekommen" oder die NS-Zeit
„Teil einer höheren Ordnung" gewesen sei, ohne die wir „in Europa weit
zurück" wären, ließen Hellingers völlig unbehelligtes Treiben und seinen
Erfolg als unglaublich erscheinen.

Hellinger, so Barth, empfehle den Juden eine „Versöhnung durch
Mitgefühl zwischen Tätern und Opfern", zumal letztere die „gleiche Täterenergie wie die Nazis" hätten (!!). Überhaupt sei nach Barth eine Prio-
rität Hellingers auf die Herausstellung des „deutschen Leids" erkennbar,
etwa, wenn er den Nachkommen von Naziopfern mangelnden „Respekt
vor den Tätern" vorwerfe, die Deutschen als die „eigentlichen Opfer"
darstelle oder – vergleichbar mit NPD-AnhängerInnen anlässlich der
„Wehrmachtsausstellung" – die Meinung vertrete, dass „die Soldaten
schon Helden waren".

Schließlich benannte Claudia Barth zusammenfassend die gefährliche
Mischung der Hellingerlehre: die Rehabilitierung von NS-TäterInnen und
die Forderung nach Unterordnung unter angeblich schicksalhafte Ge-
schichtsabläufe, wodurch er einem ohnehin erstarkenden Revisionismus
Vorschub leiste.

Publikums-Reaktionen

Nach all dem Gesagten wäre zu erwarten gewesen, dass die Veranstaltung
nach einigen inhaltlichen Nachfragen zu Ende gehen würde. Aber es kam
anders. Das Podium sah sich mit einer ganzen Reihe von ZuhörerInnen
(offenkundig Hellinger-JüngerInnen, darunter nicht wenige Akademike-
rInnen) konfrontiert, die zum Teil hanebüchen versuchten, Hellinger zu

rehabilitieren. Immer wieder wurde – teils unter dem Gelächter des Publikums – von individuellen „Erlebnissen" berichtet, die den Erfolg der Methoden bezeugen sollten, ungeachtet des wissenschaftlichen Grundsatzes, dass individuelle Erlebnisse oder Befindlichkeiten nicht als empirische Beweise gelten. Vor allem dem Einwand eines Rechtsanwaltes, der sein eigenes Erleben einer „Aufstellung" ins Feld führte und dem Podium aufgrund mangelnder persönlicher „Erfahrung" Unwissenschaftlichkeit vorwarf, wurde von den RednerInnen entschieden (und im Falle Heiner Keupps in ungewohnter Schärfe) begegnet. Klaus Weber brachte die Sache auf den Punkt mit der Frage, ob ein Rechtsanwalt jede Straftat selbst begehen müsse, um sie beurteilen zu können; ebendamit brachte er indes auch nicht unerhebliche Teile des Publikums in Rage. Der erwähnte wissenschaftliche Grundsatz musste mehrfach verteidigt werden.

Zwar gab es noch mehrere ergänzende, sinnvolle Kommentare, unter anderem zu Bert Hellingers die Täter schützenden Ausführungen bei „Therapien" mit vergewaltigten Frauen (erzählt wurde die Geschichte einer Frau, die zur „Heilung" vor einem 600-köpfigen Publikum niederknien und sich verneigen musste), es überwogen jedoch die zunehmend persönlichen Angriffe auf das Podium. Allein jene heftigen Abwehr-Reaktionen, die mit einer sachlichen Auseinandersetzung nichts zu tun hatten, sprachen für die Darlegungen Pankofers und Keupps über die AnhängerInnen von esoterischen Welterklärungen.

Zusammenfassend kann gesagt werden, dass die Veranstaltung ihrem Untertitel – „Notwendige Stellungnahmen zu Weltbild und Methode Bert Hellingers" – gänzlich gerecht wurde. Nach dem Referierten erscheint es als Skandal, dass Menschen wie Bert Hellinger oder Franz Ruppert ihre Thesen ungestraft unter die Leute bringen und Hilfesuchende derart manipulieren dürfen. Höchste Zeit war es, dass die akademische (Sozial-) Psychologie beginnt, sich kritisch mit der Lehre Hellingers auseinanderzusetzen. Die Reaktionen von Teilen des Publikums zeigten darüber hinaus, dass es offenbar immer noch notwendig ist, Grundsätze der Wissenschaftlichkeit auch innerhalb der Universität zu erläutern und hochzuhalten. Eine Veranstaltung wie diese sollte eigentlich nicht, wie eine Zuhörerin meinte, als „mutig" gelten, sondern eine Selbstverständlichkeit sein.

Dem Beitrag von Hans-Detlev von Kirchbach und Elmar Klevers liegt ein Brief zugrunde, den die beiden „als Gewerkschaftsmitglieder der GEW und ver.di" an den GEW-Landesvorstand Nordrhein-Westfalen und die Redaktion von *Neue Deutsche Schule* (nds) geschickt hatten, „weil uns in der *Neuen Deutschen Schule*, Ausgabe 10/2003, einerseits im Annoncenbereich, vor allem aber als Ankündigung GEW-offizieller 'Fortbildungsveranstaltungen', Inhalte aufgefallen sind, die uns mit gewerkschaftlichen Zielsetzungen schwer vereinbar scheinen".

Die *Neue Deutsche Schule* ist die Mitgliederzeitung der *Gewerkschaft Erziehung und Wissenschaft* (GEW) in Nordrhein-Westfalen. Sie erscheint als Monatsheft in der gewerkschaftseigenen *Neue Deutsche Schule Verlagsgesellschaft GmbH* und erreicht nach eigenen Angaben Monat für Monat rund 44.000 LeserInnen.

Hans-Detlev von Kirchbach / Elmar Klevers

Familienaufstellung nach Hellinger im Bildungsprogramm der GEW

Als Journalisten befassen wir uns seit langen Jahren u. a. mit irrational-esoterischen Strömungen und fragwürdigen Psychokulten im Umfeld des „New Age". Wir gehen davon aus, dass wir nicht hoffnungslos rückwärts gewandt sind, wenn wir von gewerkschaftlichen Publikationen und Veranstaltungen eine Grundhaltung erwarten, die noch ein Minimum an Bezug zur Tradition der Arbeitnehmerbewegung erkennen lässt. Diese Grundposition sollte im materialistischen Sinne aufklärerisch und emanzipatorisch orientiert sein. Gewerkschaftliche Bildung sollte auf dieser Basis die geistige Selbständigkeit so fördern, dass die Mitglieder namentlich dem postmodernen Psycho- und Esoterik-Firlefanz nicht ohne weiteres auf den Leim kriechen.

Wenn es aber nicht nur ein vereinzelter Ausrutscher ist, sondern für eine allgemeine Entwicklung steht, dass gewerkschaftliche Bildungsprogramme durch Ankündigung in einer Gewerkschaftszeitung – hier nds 10/03 – heute Hellinger und Steiner, also die obskurantistischsten Spitzen des bürgerlichen Idealismus, statt Marx, Engels und Feuerbach, also materialistische Weltanschauung, propagieren, dann würden es die beiden Unterzeichner schon vorziehen, als verstaubte Traditionalisten zu gelten, die den Anschluss ans nun auch „gewerkschaftliche New Age" gern verpassen. Für uns gibt es nämlich einen direkten Zusammenhang zwischen einem klaren weltanschaulichen Bewusstsein einerseits und den gewerkschaftspolitischen Entscheidungen angesichts der aktuellen Herausforderungen durch systematischen Abbau sozialer Errungenschaften und massive Angriffe auf Arbeitnehmerrechte andererseits.

Wenn in der nds 9/03 die Werbung eines zweifelhaften Motivationstrainers erscheinen kann, der statt Arbeitnehmer-Solidarität die individualistische „Fitness" im sozialdarwinistischen Tageskampf fördert, wenn ein

Psychokult à la Hellinger, der die Leute zur Einpassung ins Bestehende anzuhalten sucht, in offiziellen Fortbildungsveranstaltungen der GEW auftaucht, dann könnte man darin freilich alarmierende Anzeichen einer bedenklichen Entwicklung sehen – weg von der offensiven Interessenvertretung hin zu Psychoservice und Anpassungstraining.

Psychocoaching und Eso-Offerten im Anzeigenteil

Uns stößt es bereits störend auf, wenn in der nds, nicht anders als in *Bild* und *Express*, private Kreditvermittler annoncieren und LeserInnen in die Schuldenfalle locken können. Das ist keine akzeptable Hilfe für Gewerkschaftsmitglieder in materiellen Problemlagen. Was aber unser spezielles Thema betrifft, so konnte in Heft 9/03 etwa eine „Ayurveda-Klinik" inserieren. Der verführerische Begriff „Ganzheitlichkeit" lenkt heute offenbar auch Gewerkschaftsredakteure schon direkt von der wissenschaftlichen Fragwürdigkeit und damit auch von dem gesundheitlichen Risikopotential solch glaubensmedizinischer Modeofferten ab. Dass Ayurveda in Deutschland seit den frühen 1980er Jahren von der Bewegung des berüchtigten Gurus und Milliardärs Maharishi Mahesh Yogi mittels eines „Weltplans für vollkommene Gesundheit" propagiert worden ist und also aus reichlich trüben Quellen stammt, sei hier nur der Information halber erwähnt.

Was uns im Hinblick auf gewerkschaftliche Orientierungsfragen noch bedenklicher erscheint als solche Angebote aus der Placebo-„Heilkunde" ist der Umstand, dass in der gleichen Ausgabe (nds 9/03) ein szenebekannter Psychotrainer, der gelernte evangelische Pfarrer Werner „Tiki" Küstenmacher, in US-typischer Dale-Carnegie-Art[1] die Patentlösung für alle Alltagsprobleme verheißen darf: „Simplify your life – wie Sie Freunde finden, wie Sie zu Ihrem innersten Lebensziel finden". Solche läppischen, scharlatanistischen Offerten sollte man eigentlich eher im Umfeld von Periodika wie *Das Beste aus Reader's Digest*, der *Bunten* oder dem *Goldenen Blatt* vermuten als in einer gewerkschaftlichen Mitgliederzeitschrift. Was hat ein derartiger psychomanipulativer Unsinn in einem Gewerkschaftsorgan verloren? Auch für Annoncen muss in einer gewerkschaftlichen Mitgliederzeitung eine Grenze gezogen werden, jenseits derer der Widerspruch zur Aufgabenstellung einer Gewerkschaft bei geschärftem politischen Bewusstsein direkt augenfällig sein sollte.

---

[1]   Der US-amerikanische Prediger Dale Carnegie (1888-1955) gilt als Stammvater des positivdenkerischen Platitüden- und Phrasendreschens [d. Hrsg.].

Psychokulte und Esoterik
im Bildungsprogramm der GEW

Ein Anzeichen für das Eindringen fachlich unhaltbarer Psychokulte mit esoterischem Hintergrund in die Organisations- und Schulungsarbeit der GEW-NRW sehen wir in der Ankündigung, die in der Oktober-Ausgabe 2003 der nds zu lesen war. Unter der Überschrift „Fortbildungen" sind dort drei Kursveranstaltungen ausgewiesen, die auf pseudowissenschaftlichen Psychoverfahren beruhen: „NLP" („Neuro-Linguistisches Programmieren"[2] nach Richard Bandler und John Grinder, USA) und vor allem: „Familienaufstellung nach Hellinger".

NLP verspricht, über „linguistische Programmierung" oder einfache Reiz-Reaktionsmuster „neurophysiologische Vorgänge" zu beeinflussen. Den „wissenschaftlichen" Höhepunkt dieser Schule markierte der niederländische „Motivationstrainer" und RTL-II-Psycho-Schrei-Guru Emile Ratelband mit seinem stakkatohaften „Tschakka!"-Geblöke, das angeblich schwerste Angstzustände auflösen sollte. Mag der NLP-Alltag auch wesentlich unspektakulärer sein als Ratelbands TV-Circus, so sollten die VeranstalterInnen gewerkschaftlicher Schulungen gleichwohl bedenken: Zahllose Laien-Praktiker dilettieren mit NLP an teils schwersten Störungen herum. Die NLP-Qualifikation erfolgt über Kurzzeit-Workshops. Der Grundkurs dauert in der Regel zwei Tage, zum „Practitioner" kann man sich in zwei Wochen ausbilden lassen. Von Fachleuten wird das Verfahren insgesamt als Ansammlung simpler Zauberkastentricks verbunden mit allerlei suggestivem Show-Brimborium kritisiert.

Man wird schon fragen müssen, was eine solche US-typische „Seelen"- und Gehirnwäsche-Methode eigentlich noch mit gewerkschaftlichem Selbstverständnis zu tun haben soll? Hat der bürgerliche „Wellness"-Kult nun auch in den Gewerkschaften Fuß gefasst, anstelle der Förderung des politischen und gesellschaflichen Bewusstseins?

Weit gravierender noch als die methodischen Einwände gegenüber NLP erscheint uns jedoch, dass ein offen reaktionärer Kult wie der des Bert Hellinger nun auch in gewerkschaftlichen Schulungen Eingang findet. Bei der „Familienaufstellung nach Hellinger" handelt es sich eindeutig um ein aufgrund seiner messianischen Heilsversprechen im bürgerlichen Milieu erfolgreich vermarktetes sektoides Psychoverfahren im Grenzbereich zur Esoterik, das einen quasi-religiösen Geltungsanspruch

---

[2]   NLP wird vielfach auch in Verbindung mit Familienaufstellen nach Hellinger eingesetzt [d. Hrsg.].

erhebt und von seinem Gründer und Namensgeber Suitbert „Bert" Hellinger mit stockreaktionären bis faschistoiden Thesen begründet wird.

Auch wenn wir nicht behaupten wollen, dass jedeR AnwenderIn der Hellinger-Methode die Weltsicht des „Meisters" in jeder Einzelheit teilt, so erscheint es uns dennoch unannehmbar, dass gewerkschaftliche Schulungen auf einer Methode beruhen sollen, die auf dem Glauben an „natürlich" oder auch „übernatürlich" vorgegebene, unveränderbar hierarchisch-autoritäre „Grund-Ordnungen" aufbaut. Da Hellinger in seinen Schriften u. a. verkündet, dass „die Frau dem Manne zu folgen" habe, wollen wir hier anfragen, ob diese bemerkenswerte Auffassung mit den Grundsätzen der GEW und des DGB vereinbar ist. Wir fürchten, dass es nur mit einem galoppierenden Bewusstseinsverfall auch innerhalb der Gewerkschaftsbewegung erklärbar ist, wenn die Bildungsarbeit der GEW-NRW Hellingers patriarchale Ideologie, die Heiligsprechung angeblich „ewiger Ordnungen" und die Forderung nach fugenloser „Unterwerfung" nicht etwa materialistisch widerlegt, emanzipatorisch kritisiert und politisch bekämpft, sondern als gewerkschaftliche Bildungsmaßnahme anbietet. Wir bezweifeln auch, dass „Hellinger"-AufstellerInnen die der Methode zugrundeliegenden Theorien des Kultbegründers nicht kennen sollten.

Eine Aufstellung nach Hellinger soll jegliche psychische Störung durch Wiedereingliederung in patriarchal-hierarchische Ordnungen beheben. Deshalb sollen z. B. die Opfer von Kindesmisshandlung und Kindesmissbrauch zum Zwecke der „Versöhnung" vor dem – durch einen Stellvertreter dargestellten – womöglich zurecht als Tyrannen verhassten Vater niederknien und sich für ihre Misshandlung auch noch ausdrücklich bedanken. Es erscheint unwahrscheinlich, dass eine „Aufstellungspraxis nach Hellinger", die im Gegensatz zu Hellingers Rückfall ins finsterste Mittelalter etwa emanzipatorische Ziele verfolgen würde, überhaupt möglich wäre.

Der Hellingersche Ansatz beschränkt sich keinesfalls nur auf die Familie – in den Worten des Gurus: auf die „Sippe" –, vielmehr bezieht er sich ausdrücklich auf jede Art „Gemeinschaft", also auch auf Firmen und Arbeitsorganisationen. Eine Organisations-Aufstellung „nach Hellinger" verfolgt insofern, analog zur Familien-Aufstellung, konsequent das Ziel, den Einzelnen durch „Einpassung" innerhalb der Hierarchie funktionsbereit und funktionstüchtig zu machen, sprich: zu unterwerfen![3] Eine „Aufstellung", die hingegen etwa Möglichkeiten zur Durchsetzung von Arbeitnehmerrechten aufzeigen würde, die zum Bestehen gegen Hierarchien und zur offensiven gewerkschaftlichen Interessenvertretung ermutigen würde, könnte schon vom Ansatz her keine „Aufstellungsarbeit nach Hellinger" sein. Hätte die *Deutsche Arbeitsfront* schon Hellinger gekannt – sein Ansatz hätte gut in ihr „Führungskonzept" gepasst![4]

Auch wenn aus den nds-Ankündigungen nicht deutlich zutage tritt, dass solches geplant sei, warnen wir ausdrücklich davor, dass die Methode Hellinger mit Beihilfe der GEW über eine solche „Multiplikatorenschiene" im Kindergarten- und Schulbereich Einzug hält und womöglich zu Zwecken der Disziplinierung an Kindern angewandt wird.[5] „Aufstellungsarbeit nach Hellinger" ist mit gewerkschaftlichen Zielen der Gleichberechtigung und gesellschaftlichen Demokratisierung strikt unvereinbar![6]

Sollten die für Bildungsprogramme der GEW verantwortlichen KollegInnen diesbezüglich noch nicht ausreichend informiert sein, empfehlen wir den Sammelband *Der Wille zum Schicksal – Die Heilslehre des Bert Hellinger*[7], in dem kompetente AutorInnen aus unterschiedlichen Fach-

---

[3] „Organisations-Aufstellungen" nach dem Prinzip Hellinger, wie sie im Bildungsprogramm der GEW-NRW veranstaltet werden sollen, folgen den gleichen Grundsätzen wie die „Familien-Aufstellungen" [d. Hrsg.].

[4] Wenige Tage nach der Zerschlagung der Gewerkschaften durch das NS-Regime wurde am 10. Mai 1933 die *Deutsche Arbeitsfront* (DAF) gegründet. Dieser der NSDAP angeschlossene Verband sollte „durch Bildung einer wirklichen Volks- und Leistungsgemeinschaft, die dem Klassenkampfgedanken abgeschworen hat", die Interessen „aller schaffenden Deutschen" wahrnehmen. Die DAF war mit 25 Millionen Mitgliedern im Jahr 1942 die größte Massenorganisation im Deutschen Reich [d. Hrsg.].

[5] In einer Seminarankündigung „So führe ich Eltern-Gespräche zielgerecht und lösungsorientiert – für MitarbeiterInnen in Kindertagesstätten" (nds 10/03) wird eine Referentin beworben, die sich ausdrücklich als qualifiziert in „Aufstellungsarbeit nach Hellinger" avisiert [d. Hrsg.].

[6] Dieser Auffassung ist man offenbar in anderen Gliederungen der GEW auch: der Landesausschuss der Studentinnen und Studenten der *Gewerkschaft Erziehung und Wissenschaft* Bayern jedenfalls trat als Mitveranstalter der Hellinger-kritischen Podiumsdiskussion an der Universität München vom 4.11.2003 in Erscheinung [d. Hrsg.].

[7] Colin Goldner (Hrsg.): Der Wille zum Schicksal. Die Heilslehre des Bert Hellinger. Wien: Ueberreuter-Verlag 2003.

richtungen sachgerecht und notwendigerweise kritisch über die „Therapie" und Ideologie des Hellingerschen Psychokults umfassend informieren.

Für eine politisch bewusste Gewerkschaft sollte von Interesse sein, dass Hellingers reaktionäres Ordnungsbild bis hin zur so genannten Nation reicht bzw. im archaischen Jargon des Herrn Hellinger bis hin zum durch „Blutsbande" begründeten „Volk". Insofern kann es für ihn auch keinen „Austritt aus dem eigenen Volke" geben. Als solchen lehnt er daher namentlich den gegen Hitler gerichteten antifaschistischen Widerstand ab, den er zudem als erfolglos, weil der „höheren Ordnung" zuwiderlaufend, verächtlich macht. Hitler dagegen habe in Hellingers Geschichtsmythos „auf seine Stunde warten" können, die ihm von okkulten Jenseitsinstanzen „vorherbestimmt" gewesen sei. Deshalb, so Hellinger, sei Hitler auch „ein Großer" geworden. Dass der kaum noch kaschierte Hitler-Bewunderer Hellinger von den Opfern der Nazis verlangt, sich um einer magischen „Ordnung der Liebe" willen mit den Tätern umstandslos zu „versöhnen", setzt dem reaktionären Zynismus noch die faschistische Krone auf.

Kritik- und distanzlose Zusammenarbeit mit Anthroposophen?

Aufgefallen ist uns im gleichen Heft der nds auch die Ankündigung eines „Tages der Bildung" am 8. Oktober 2003 unter organisatorischer Federführung des „Verbandes der Waldorf-Kindergärten". Offensichtlich nutzt die größte und einflussreichste esoterische Traditionssekte, die der Anthroposophen, den vermeintlichen bildungspolitischen Reform- und Klärungsbedarf nach PISA, um sich im Erziehungsbereich noch mehr – und vor allem politischen – Einfluss zu verschaffen.[8]

Bei den Waldorf-Einrichtungen handelt es sich um die erzieherischen und allgemeinbildenden Instanzen der esoterisch-okkulten Anthroposophie nach Rudolf Steiner. Diese entstand ursprünglich als Abspaltung von der Theosophie Helena Petrovna Blavatskys. Aus der Theosophie erwuchs seit Ende des 19. Jahrhunderts ein buntes Spektrum irrationaler und reaktionärer Strömungen. Eine davon war Rudolf Steiners Vereini-

---

[8]   Zwischen der Anthroposophie und dem Kult von/um Hellinger bestehen
      deutliche ideologische Parallelen sowie personelle Verflechtungen: Zahlreiche
      Anthroposophen bieten Familienaufstellungen nach Hellinger an, dieser selbst
      publiziert gerne in anthroposophischen Medien [d. Hrsg.].

gung; eine andere war der Thule-Orden, aus dem letztlich die Nazi-Partei hervorging. Die Nazibewegung übernahm von Anfang an theosophisch-esoterische Wirr-Ideen, vor allem den „arischen" Rassenwahn, als zentrales Welt- und Menschenbild. In den 1930er Jahren organisierte das „SS-Ahnen-Erbe" Expeditionen auf den Spuren der von Hitler und Himmler hochgeschätzten Blavatsky in den Himalaya, um in Tibet Nachfahren des sagenhaften „Atlantis" zu finden. In diesem mythischen Reich wähnte man die Wurzeln der so genannten „arischen Rasse", die Blavatsky bei ihren eigenen (Phantasie)-Reisen aufs „Dach der Welt" infolge „übersinnlicher Eingebungen" durch „höhere Mächte" dort halluziniert hatte. Noch heute wird im Waldorf-Unterricht die „Atlantis"-Mär als geschichtliche Realität dargestellt.

Die Anthroposophie ist eine von abstrusen spiritistischen Legenden, von „Ätherleibern" und „Volksgeistern" durchdrungene – und von der Lehre des Gründers her auch rassistische – „Geheimwissenschaft". Die Vermittlung des unwissenschaftlichen, magischen Natur- und legendenhaften Geschichtsbildes der Steinerschen Ideologie in Waldorfkindergärten und -schulen erfüllt schon an und für sich den Tatbestand einer didaktischen Irreführung, um nicht zu sagen einer okkultistischen Verdummung noch „glaubensbereiter" Kinder.

Man muss schon fragen, ob die GEW als der Aufklärung und Emanzipation verpflichtete Gewerkschaftsorganisation im Verbund mit einer Großsekte, die an Karma und Reinkarnation glaubt, wirklich am richtigen Platz ist. Der anhaltende Rassismus und Protofaschismus auch heutiger Anthroposophen ist hinlänglich dokumentiert.[9]

Wie wir aber eingangs erwähnten, setzen wir uns schon seit langen Jahren beruflich und politisch mit diesen Strömungen und Entwicklungen auseinander, vor deren Übergreifen auch auf die Gewerkschaften wir als Gewerkschaftsmitglieder mit diesem Schreiben nachdrücklich warnen wollen.

Esoterik und New Age sind insgesamt mit einer aufgeklärten Weltsicht unvereinbar. Sie verstellen den Blick auf rational zu analysierende Realitäten durch magische Nebelwerferei. Sie behindern und verhindern damit auch die Bewältigung der sozialen und politischen Wirklichkeit, die

---

[9]　Vgl. Bierl, Peter: Wurzelrassen, Erzengel und Volksgeister: Die Anthroposophie Rudolf Steiners und die Waldorf-Pädagogik. Hamburg: Konkret-Literatur 1999; Grandt, Guido / Grandt, Michael: Waldorf Connection: Rudolf Steiner und die Anthroposophen. Aschaffenburg: Alibri 2001. [d. Hrsg.].

nur auf der Grundlage einer klaren Wirklichkeitswahrnehmung zu leisten ist.

Dies wiegt um so schwerer in einer Zeit zunehmender sozialer Spannungen, die durch Abbau von Bürgerrechten und zunehmende Verelendung breiter Bevölkerungskreise gekennzeichnet ist. Gerade jetzt käme es darauf an, seine Sinne beisammen zu halten und abwehrbereit statt „anpassungsfähig" zu sein. Dazu sollte eine Gewerkschaft in besonderem Maße heute ihre Mitglieder ermutigen und „qualifizieren". Mit gegenaufklärerischen Ideologien sollten wir nicht paktieren, sondern uns offensiv damit auseinandersetzen.

Nico Frühwind

Das Online-Diskussionsforum des Bert Hellinger-Instituts – Ein Lehrstück

Im November 2001 richtete das *Virtuelle Bert Hellinger-Institut* ein eigenes Online-Diskussionsforum ein, in dem „Gelegenheit gegeben [wurde], sich als Klienten, Anwender und Aufsteller mit anderen auszutauschen". Von dieser Gelegenheit wurde umfänglich Gebrauch gemacht: in den ersten 14 Monaten führten über 300 registrierte und eine unbekannte Zahl nicht-registrierter TeilnehmerInnen breite Debatten auf jedwedem Niveau und über buchstäblich jeden Aspekt der Hellingerschen Glaubenslehre.

Es fanden sich ansatzimmanente Fragenkomplexe wie „Wirken Aufstellungen auch, wenn man nicht daran glaubt?" oder „Ist man für immer mit dem, den man vertritt, verbunden?", aber auch sehr persönliche Rat- und Hilfegesuche wie „Schwangerschaftsabbruch ja oder nein?" oder „Warum ist mein Kind so furchtbar wütend?"; dazu theoretische Erwägungen etwa über „Lesben und Schwule", aber auch über „das Judentum in unserer Seele" oder die „Hitler-Familie". Mehrere tausend Einträge mit zigtausend Aufrufen spiegelten die weite Verbreitung des Hellingerschen Ansatzes wider. Eine redaktionelle Betreuung der Einträge seitens des Instituts fand erkenntlich nicht statt: „Wir übernehmen keine Verantwortung für den Inhalt, die Korrektheit und die Form der eingestellten Beiträge und sind hierfür nicht haftbar zu machen". Gleichwohl wurde ab Februar 2003 eine Registrierungspflicht eingeführt, die es dem *Bert Hellinger-Institut* (theoretisch) erlaubte, AutorInnen eingestellter Beiträge zu identifizieren.

Auch der von Colin Goldner herausgegebene Sammelband *Der Wille zum Schicksal* wurde mit Eifer diskutiert – und dies bereits Wochen vor seinem Erscheinen Ende Januar 2003. Es wurde ein eigenes Fenster („Kritische Veröffentlichungen") eingerichtet, das innerhalb der ersten acht Wochen über 300 Einträge in 15 Threads zeitigte; die Einträge wurden in besagtem Zeitraum nahezu 5000mal angeklickt. Im Verlaufe des darauffolgenden halben Jahres kamen über 1.700 weitere Einträge in letztlich 50 Threads hinzu, die insgesamt fast 23.000 [!] aufgerufen wurden.

Insgesamt umfasste die Diskussion zu den „Kritischen Veröffentlichungen" über ein Drittel aller Forums-Einträge. Im Folgenden finden sich kommentierte Auszüge aus diesem Fenster: sie haben – wie auch Sabine Pankofer in ihrem Beitrag andeutet – durchaus Lehrstückcharakter. Sie machen deutlich, wie das zutiefst reaktionäre Selbst- und Weltverständnis Hellingers und seiner Führungsmannschaft (es sind in der Tat nur wenige Frauen im engeren Zirkel um Hellinger vertreten) auf seine AnhängerInnen zurückwirkt (zumindest auf die, die sich im Online-Forum des *Hellinger-Instituts* zu Wort meldeten). Inwieweit die Einträge und die hier daraus vorgenommene Auswahl repräsentativ für „die Hellinger-Szene" sind, muss dahinstehen; jedenfalls sind sie repräsentativ für das Online-Forum und den darin gepflogenen Diskussions- und Argumentationsstil, der wiederum, insbesondere in seinen (pseudo-)psychologisierenden Anwürfen gegen die Kritiker *persönlich*, als durchaus szenetypisch zu werten ist. (Die umfangreich geführte Diskussion um Szeneprominenz wie Franz Ruppert, Wilfried Nelles und Christoph Schlüter wird gesondert dargestellt.)

Die Diskussion innerhalb des Forums wurde ausschließlich auf der Ebene des „Fußvolkes" der Hellinger-Bewegung geführt. Gleichwohl vielfach eingefordert und angemahnt, ließ sich niemand aus der Führungsetage, am wenigsten Hellinger selbst, zu einer Stellungnahme oder Erklärung im eigenen Forum herbei (bzw. wenn, dann unter Pseudonym). Lediglich Webmaster Hans-Joachim Reinecke lieferte hin und wieder einen auch inhaltlichen Beitrag.

Vereinzelt brachten sich auch skeptische bzw. kritische Stimmen in die Diskussion ein, die für zunehmend kontroverse Auseinandersetzung sorgten. Insofern erschien es – aus Sicht der *Hellinger-Instituts* – durchaus folgerichtig, dass das Forum zum 30.9.2003 geschlossen wurde. Eine Begründung wurde gleichwohl nicht erteilt.

Vorläufig sind die Einträge unter http://www.hellinger.com/diskussionsforum/oeffentlich/index.php noch in einem Archiv einsehbar [Stand: 14.1.2004].

Bewährungsprobe oder Super-GAU?

Bewährungsprobe oder Super-GAU? Kritisches Buch – Nick – 9.1.2003

Es kommen anstrengende Zeiten auf uns zu: Entweder Bewährungsprobe oder Super-GAU: Der sattsam bekannte und berüchtigte Kritikaster Colin Goldner (*Die Psychoszene*) hat ein Buch über Bert Hellinger zusammengestellt, das nichts Gutes verheißt: *Der Wille zum Schicksal* (...). Als Autoren ist alles dabei, was je Unflat über das Familienstellen ausgekippt hat (...). Weiß jemand schon Näheres? Und hat jemand eine Idee, wie wir uns wappnen können? Wer Goldners Bücher kennt, muss mit dem Schlimmsten rechnen.

Bewährungsprobe oder Super-GAU? Kritisches Buch – ChrisTina – 9.1.2003

(...) Glaubst du wirklich, dass jemand, der derartige Bücher liest und daran glaubt, sich ernsthaft für Hellingers Arbeit interessiert? (...) Ich glaub, du machst dir einfach zu viel Sorgen um Dinge, die außerhalb deines eigenen Systems liegen.

Bewährungsprobe oder Super-GAU? Kritisches Buch – Dietlinde – 11.1.2003

(...) Ich finde auch, dass das nicht unsere Sorge zu sein braucht, was andere für Projektionen haben. Sie sollten eher dafür sorgen, dass man ihre eigenen Theorien, Methoden usf. kennenlernt. Anstatt dass sie sich über erfolgreiche Therapeuten auslassen. Wenn das ihre einzige Methode ist zum Erfolg zu kommen, dann kann es nicht viel bedeuten. Aber das ist mir auch gleichgültig. Für mich ist nach langem Suchen das Familienstellen das Richtige. Es gibt und gab mir auf so viele Fragen und ungelöste Probleme eine klare und schlüssige Lösung.

Bewährungsprobe oder Super-GAU? Kritisches Buch – Gerd – 15.1.2003

Colin Goldner ist einer der übriggebliebenen Fundamentalmaterialisten aus der linksradikalen Kaderschmiede der so genannten „Kritischen Psychologie", die in den 70er und 80er Jahren vor allem in Berlin ihr Unwesen trieben. Ihr Vordenker und Guru war der 150%-ige Kadermarxist Klaus Holzkamp, heute ist es der PDS-nahe Morus Markart. Das sagt eigentlich schon alles.

Bewährungsprobe oder Super-GAU? Kritisches Buch – Gerd – 15.1.2003

Die Autorenliste besteht überwiegend aus linken und linksextremen Schreiberlingen. Goldner selbst, Keupp, Weber, v. d. Let und Awadalla sind überzeugte Marxisten und Atheisten. Vowinckel und Nuber sind radikale Feministinnen. Was von Gerbert (Focus) und Lakotta (Spiegel) als Journalisten zu halten ist, haben wir erlebt. Und sonst gibt's noch Bauriedel und Hilgers, bekennende Hardcore-Psychoanalytiker. (...) Man kann sich ausmalen, was da an Dreck über Bert Hellinger und das Familienstellen ausgekübelt wird.

Bewährungsprobe oder Super-GAU? Kritisches Buch – H.L. – 15.1.2003

(...) Die Gefährlichkeit von Colin Goldner liegt in m. E. seinem unbestreitbar großen Fachwissen, gepaart mit massiven Autoritätsproblemen und einem abgrundtiefen Hass gegen alles Spirituelle. Er fühlt sich genötigt, alles anzugreifen, was spirituelle Größe ausstrahlt, ob es der Dalai Lama ist, Mutter Teresa oder eben jetzt Bert Hellinger. Es wird Zeit, dass er mal gründlich zur Räson gebracht wird.

Bewährungsprobe oder Super-GAU? Kritisches Buch – Anonymous – 17.1.2003

(...) Also es handelt sich um mehr oder weniger linke Autoren? Naja, dann... Dann interessiert mich das überhaupt nicht mehr. Sollen sie doch schreiben, was sie wollen. Ich denke, es wird viele wie mich geben, die bei solch einem Buch gähnend abwinken. Ich muss das nicht haben. Macht Euch keine Sorgen. Und verkleistert Euch nicht das Gehirn mit dem Lesen solcher Schreibereien. Ignorieren ist das Beste und Gesündeste. (...)

Bewährungsprobe oder Super-GAU? Kritisches Buch – Ulrike – 17.1.2003

(...) Ich kenne Colin Goldner von seinen Artikeln in der TAZ, die eigentlich mehr grobe Polemik als Fachwissen offenbarten. Was übrigens witzig ist: Der Hasser alles Spirituellen sieht ja selber aus wie Jesus persönlich (ich sah ihn kürzlich im TV). Wie war das doch gleich? Was man hasst, ist letztlich immer das verborgene Abgelehnte im eigenen Innern...

Bewährungsprobe oder Super-GAU? Kritisches Buch – Louisa – 26.1.2003

(...) Die platte Psychologie von Holzkamp, der pflichteifrigst Marxens dürre Erkenntnis über die Seele, plakativ ausgedrückt im Satz „das Sein bestimmt das Bewusstsein", umzusetzen versuchte, war in den 70ern als „einzige Psychologie" mancher Linker und auch DKP-naher Kreise akzeptiert. Es gab nicht viel Auswahl. Allenfalls noch Dieter Duhms „Angst im Kapitalismus", oder vielleicht Erich Fromm – der aber Vielen schon zu „brav" schien, wenn sie ihn denn überhaupt gelesen hatten.

Bewährungsprobe oder Super-GAU? Kritisches Buch – Gast – 28.1.2003

Ich habe das Goldner-Buch bereits in Händen, es ist noch viel schlimmer, als manche befürchtet haben. Allein die Überschriften einzelner Kapitel sind ein Schlag ins Gesicht Bert Hellingers: „Der Pseudotherapeut" (Hilgers) oder „Der Protofaschist" (Glunk). Zum Familienstellen gibts ein Kapitel „Esoterischer Firlefanz" (Goldner) und anderes. Insgesamt lassen 19 Autoren ihr Gift ab, die meisten davon kennt man schon von früheren Giftspritzereien (...). Eine unglaubliche Zumutung, was man sich alles gefallen lassen muss, eine einzige Hetz- und Lügenorgie.

Bewährungsprobe oder Super-GAU? Kritisches Buch – MariaBdC – 29.1.2003

(...) Ich reagiere geradezu allergisch darauf, wie manche Menschen, die ich mit Habermas „Linksfaschisten" nennen möchte, mit Menschen, die sie zu Rechten erklären oder faschistoid nennen, umgehen. Wenn sie dabei eine Menge Energie darein stecken, jemandem Schaden an Leib oder Seele, vielleicht an der Ehre, zuzufügen, läuten bei mir die Alarmglocken.

Bewährungsprobe oder Super-GAU? Kritisches Buch – Waltraud – 29.1.2003

(...) Immer wenn die Menschen so fanatisch sind, vor allem in der Verfolgung von Ideologien, wobei sie dann die Menschenhetze als probates Mittel benutzen – heutzutage sind das die Medien – dann handelt es sich um Projektionen und eigene Probleme. Und so scheint es mir bei den Autoren des Buches zu sein. Ihre linken Ideologien und Utopien haben sich zerschlagen, links ist megaout. Damit kann man keinen Blumentopf mehr gewinnen. Aber das Fanatikerpotential ist noch nicht abgebaut. Also sucht man sich was anderes. Ich gehöre doch zu der Generation, aus der diese Linken auch stammen. Wenn man jung ist, dann ist es nur zu natürlich, sich für Utopien und Ideologien zu begeistern. Es relativiert sich aber mit dem vollständigen Erwachsenwerden. Das war damals auch schon einigen Leuten nebelhaft bewusst: sie ahnten, dass sie sich und auch die Gesellschaft nach „dem Marsch durch die Institutionen" verändert haben würden. Nur einige Menschen bleiben in dieser postpubertären oder adoleszenten Entwicklungsphase stecken.

Goldner-Buch – ein Haufen Scheiße – Mohani – 29.1.2003

Warum getraut sich eigentlich niemand offen zu sagen, was das Goldner-Buch ist: ein Haufen Scheiße. Warum soll ich mir gefallen lassen müssen, mir von einem Haufen aufgeblasener Alleswisser ans Bein pinkeln zu lassen? Die von nichts Ahnung haben? Warum soll ich finanzielle Einbußen erleiden (hat sich schon mal jemand Gedanken gemacht, dass da Existenzen dran hängen)? Bei mir hat heute eine Teilnehmerin für einen Kurs im April abgesagt, und hat sich dabei auf das Buch und auf die *Frau-TV*-Sendung bezogen. Ich bin stinksauer, und wenn mir einer von diesen Schreiberlingen über den Weg laufen würde, wüsste ich nicht, ob ich ihm nicht in den verdammten Sack treten würde.

Bewährungsprobe oder Super-GAU? Kritisches Buch – Waltraud – 30.1.2003

(...) Mit linken oder anderen Ideologien und deren Auslassungen darüber kannst Du nun mal den Menschen nicht helfen, die Probleme haben. (...) Genau deswegen sind die systemischen Ansätze und Methoden so sehr im Kommen. Es gibt ja schließlich nicht nur Hellinger, es gibt auch andere systemische Methodiken. Aber allen systemischen Ansätzen gemeinsam ist doch in der praktischen Arbeit das Element: Praktischer Alltagsverstand. Das bedeutet ja nun nicht, dass man keinen philosophischen, psychologischen, soziologischen, pädagogischen usf. Hintergrund braucht oder dass der hinderlich ist. Ich bleibe aber dabei, dass man sich auch nicht das Gehirn mit sowas zukleistern muss oder seine Energien mit den von Euch erwähnten Ergüssen verschwenden muss.

Goldner-Buch – ein Haufen Scheiße – Egon – 16.2.2003

Hallo an alle Schreiber, das Buch scheint ja einige ganz schön getroffen zu haben, von verbalen Ausfällen bis zu Gewaltphantasien ist alles vertreten. Aber es gibt auch Schreiber, die zu Besonnenheit mahnen... Was mich besonders stört an den Kritikern der Kritik ist ihre Art, die Kritik ohne jeden Bezug auf ein konkretes Argument im Goldner-Buch zu führen. Nicht mal ein Zitat ist hier zu finden. Da verfahren die Buchautoren schon anders. Jedes Argument gegen Hellinger bzw. die „systemische Familienaufstellung" ist meist mit mehreren Belegstellen aus der Hellinger-Literatur verbunden. Allerdings ist die Kritik gelegentlich sehr polemisch. Mir scheint, dass es der Aufsteller-Szene schwer fallen wird, mit der Buchkritik klarzukommen.

Psychologie Heute – Christoph – 24.2.2003

Wie soll ich nur mit Leuten über Himbeereis diskutieren, die keine Ahnung von Himbeereis, sondern nur von Suppe haben und kritisieren, dass Himbeereis nicht heiß ist? (...) Ansonsten weigere ich mich, das Wirken von Aufstellungen mit Leuten auf der Ebene von Meinung und Ideologie (und das auf keiner Seite) zu diskutieren und schon gar nicht mit solchen, die keinerlei konkrete Erfahrung damit haben. Das macht einfach keinen Sinn für mich.

Der Wille zum Schicksal...? – SAHUF – 25.2.2003

(...) Ich möchte hier anfangen, mich inhaltlich mit dem Buch zu befassen und anregen, dass auch andere hier im Forum das tun. (...) Anfangen möchte ich mit dem Buchumschlag, der mir sehr suggestiv erscheint: Bert Hellinger von oben photographiert auf einer Straße, deren Pfeile nach rechts (!) und nach unten (!) zeigen. Was soll damit ausgedrückt werden? Dass Bert Hellinger seine „Anhänger" nach rechts und in den Abgrund führt? In den Faschismus, wie ein Aufsatz (von F. Glunk) ja behauptet? Bert Hellinger sieht auf dem Bild sehr unvorteilhaft aus. Er steht da (...) wie ein Zwetschgenmännchen. Wahrscheinlich wurde das Bild eigens ausgewählt, um ihn in einem ungünstigen Licht erscheinen zu lassen: Zwetschgenmännchen als faschistischer Guru. Sehr viel lächerlicher kann man jemanden kaum machen.

Mahr, Langlotz, Ulsamer, Dykstra, Madelung... – D. Sohler – 25.2.2003

Hallo! Ich verstehe diese Diskussion nicht recht. (...) Wir haben doch auch unsere Einsichten und Erfahrungen mit dem Familienstellen selbst gemacht. Im Übrigen stehen die Reputation und die Wissenschaftlichkeit des Familienstellens außer Frage. Im Süden hat sich mit Varga von Kibed ein ausgewiesener Wissenschaftstheoretiker dafür engagiert. (...) Im Norden beteiligen sich Ingversen und Kowalczyk, beide aus dem engeren Kreis, im Zentrum für Wissenschaftliche Weiterbildung der Universität Oldenburg unter der Leitung von Dr. Joseph Riefort an dem Wissenschaftlichen Kontaktstudium „Psychotherapie" (...) Warum also sich von selbsternannten Kritikern verunsichern lassen? Die Karawane zieht vorbei!

Mahr, Langlotz, Ulsamer, Dykstra, Madelung... – Christoph – 27.2.2003
(...) Wer sich dazu hergibt, Leute gleich welcher Coleur und/oder ihre Arbeit vernichten bzw. verbieten zu wollen verhält sich genau so faschistoid, wie das, was er den anderen vermeintlichen Faschistoiden vorwirft. Die Zeit der Bücherverbrennungen – so dachte ich – ist vorbei. Die der brennenden „Hexen" auch. Kommt jetzt die Zeit der Therapeutenverbrennungen?

Der Wille zum Schicksal...? – Louise – 8.3.2003
(...) Tatsache ist, dass ich mir bisher verkniffen habe, dieses Buch zu kaufen. Ich will dazu auch ein paar Gründe nennen. Der erste ist, dass im Titel des Buches eine Haltung zum Ausdruck kommt, die ich von ihrer Energie her als „giftig" beschreiben möchte. „Wille zum Schicksal" heißt es da: Es ist offenbar gewollt und beabsichtigt, den stehenden Begriff aus der Nazizeit „der Wille zur Macht" assoziativ hiermit in Verbindung zu bringen.

Schon wenige Wochen nach Erscheinen des Goldner et-al.-Buches gab es erste Stimmen im Forum, die ihrer Verwunderung Ausdruck gaben, dass bislang niemand aus der „Führungsetage" des Hellinger-Instituts sich dazu geäußert habe:

Mahr, Langlotz, Ulsamer, Dykstra, Madelung... – Ina P. – 23.2.2003
Am 17.2.2003 habe ich einen Text hier ins Forum gesetzt, mit dem ich meiner Verwunderung Ausdruck gab, dass bislang noch niemand aus der „Führungsetage" des Bert Hellinger-Instituts sich mit dem Buch von Goldner (...) befasst hat. Zumindest hat sich noch niemand öffentlich dazu geäußert. (...) Nach wie vor herrscht „Schweigen im Walde" (...). Und das, obwohl mittlerweile 185 Einträge zu diesem Thema zu finden sind, die fast 3000mal (!!) aufgerufen wurden. (...) Keinerlei Stellungnahme von all denen, die sonst immer sofort mit irgendwelchen Stellungnahmen bei der Hand sind: Mahr, Langlotz, Beaumont, Döring-Meyer, Dykstra, Madelung, Nelles, Grochowiak, Stark, Ulsamer, v. Kibed und wie sie alle heißen: Nichts! Auch von Bert Hellinger nach wie vor: Nichts! Es erinnert mich an das berühmte „Aussitzen" von Ex-Kanzler Kohl: Ich glaube aber nicht, dass das hier so funktioniert.

Mahr, Langlotz, Ulsamer, Dykstra, Madelung... – Freya – 24.2.2003
(...) Bei dem *Spiegel*-Artikel vor einem Jahr war große Aufregung, jeder und jede wusste was zu sagen. Jetzt aber: nichts!!! Welchen Schluss lässt das zu? Dass man nichts zu sagen weiß? Dass Goldner, Weber, Keupp usw. einfach Recht haben???

Mahr, Langlotz, Ulsamer, Dykstra, Madelung... – Egon – 24.2.2003

(...) Ich bin auch gespannt, ob die Kohl-Methode noch weiter anhält. Wenn ja, was wäre dann aus dem Verhalten zu schließen? Dass die Kritiker den Nerv getroffen haben? Das Problem könnte auch sein: Wenn man sich mit den Kritikern kritisch auseinandersetzen will, dann muss man seine eigene Position präzisieren und konkretisieren. Und damit könnte man möglicherweise noch mehr in die Kritik kommen.

Mahr, Langlotz, Ulsamer, Dykstra, Madelung... – Christoph – 24.2.2003

(...) Ich finde es gut und professionell, dass hier keiner der Genannten auf das Spiel eingestiegen ist. Was hier läuft ist ganz offensichtlich ein „Opfer-Retter-Verfolger"-Spiel und da ist es am elegantesten, gar nicht darauf einzusteigen. Verunglimpfung und Unterstellung passiert von der anderen Seite ohnehin. Und tatsächlich: wenn man sich nur im Ansatz auf eine Entgegnung einlässt, führt das schon zu mehr „Kritik". Mithin ist es die derzeit beste Lösung, die Kritiker und ihre vor allem unsachliche Kritik einfach so stehen zu lassen.

Die Kohl-Methode des Aussitzens wurde in aller Konsequenz fortgeführt. Für die komplette Sprachlosigkeit der Wortführer der Szene – auch außerhalb des Forums gab es (bis auf eine frühe Stellungnahme von Franz Ruppert) *keinerlei* öffentliche Diskussion des Goldner et al.-Buches seitens führender Hellingerianer – wurde im Editorial des Mitteilungsorgans *Praxis der Systemaufstellung* (1/03 [erschienen Anfang Juni 2003]) der Versuch einer Begründung bzw. Rechtfertigung geliefert. Innerhalb des www-Forums wurde die Komplettverweigerung jedes Diskurses seitens der Szene-Vordenker mithin folgendermaßen kommentiert:

Bewährungsprobe oder Super-GAU? Kritisches Buch – Yellowshark – 3.6.2003

Nun ist es also offiziell: Wie im Editorial der aktuellen Ausgabe von *Praxis der Systemaufstellung* (1/03) in Zusammenhang mit dem Goldner-Buch zu lesen steht, betrachte man die Zeitschrift „nicht als Forum für eine sich verteidigende und klärende Auseinandersetzung in die Öffentlichkeit hinein". Soll heißen, dass man sich schlichtweg überhaupt nicht mit der vorgebrachten Kritik zu befassen gedenkt. Punktum. Noch nicht mal klärend. Meine Güte, welche Jammerlappen sitzen denn da im Vorstand des Hellinger-Vereins bzw. in der Redaktion von dessen Sprachrohr? Noch nie was von wissenschaftlichem Diskurs gehört? Besten Dank auch (...) für den insofern erbrachten Nachweis, dass das Hellinger-Institut samt Anhängerschaft tatsächlich nichts anderes ist als eine totalitäre Psychosekte. Da nämlich werden andere Auffassungen auch einfach ignoriert (sofern man sie nicht anders unterdrücken kann).

Schon ab März 2003 hatten sich mehrere Forums-User die bange Frage gestellt, ob der zunehmend einfließenden Kritik wegen das Ende des Forums eingeläutet sei:

Geht dieses Forum zu Grunde? – Christoph – 17.3.2003

Mit Besorgnis beobachte ich in letzter Zeit, dass hier im Hellinger-Forum mittlerweile kaum mehr jemand wagt, systemisch-phänomenologische Fragen – insbesondere persönlicher Art – zu stellen oder aber Antworten aus der Sicht des Familienstellens zu geben. Auch ich selbst fühle mich hier nicht mehr wirklich sicher. Sobald hier etwas aus der Sicht des Familienstellens gesagt wird, setzen gewisse Forumsteilnehmer sofort Unterstellungen, Vorurteile und Verdrehungen und persönliche Diffamierungen dagegen. (...) Es geht so weit, dass geraten wird, dass Bücher über das Stellen in den Mülleimer gehören. Wie weit ist es noch, bis die Bücher verbrannt werden sollen und dann was noch? (...)

Geht dieses Forum zu Grunde? – Egon – 18.3.2003

Hallo Christoph, du fühlst dich nicht mehr wirklich sicher? Welche Gefahren drohen dir denn in diesem Hellinger-Forum? Dass man deine Beiträge nicht mehr kritiklos hinnimmt? Ich bin hier seit kurzer Zeit aktiv und wie in jedem anderen Diskussionsforum davon ausgegangen, dass der Zweck von Diskussion auch Kritik ist. Ich hab auch kein Problem damit, wenn man mich kritisiert, im Gegenteil, das macht Spaß und fördert das gegenseitige Fortentwicklung der eigenen Position... (...) Zitat: <u>Es geht so weit, dass geraten wird, dass Bücher über das Stellen in den Mülleimer gehören. Wie weit ist es noch, bis die Bücher verbrannt werden sollen und dann was noch?</u> Ziemlich weit, würde ich meinen. Wer mir vorschlägt, ich solle Bücher in den Mülleimer schmeißen, dem kann ich sagen, dass ich mir das im Einzelfall noch mal überlegen werde; was die Nazis 1933 veranstaltet haben, war wohl was anderes; hier wurden Bücher dem Zugang der Öffentlichkeit entzogen und Überlegungen, ob das denn so in Ordnung ist, wurden nicht zugelassen.

Geht dieses Forum zu Grunde? – Tina – 21.3.2003

Ich habe auch den Eindruck, dass dieses Forum sich seinem Ende zuneigt, aber nicht wegen der paar kritischen Beiträge, wie Christoph meint, die da in letzter Zeit gepostet wurden, sondern trotz. Eine richtige Diskussion kam hier ohnehin noch nie in Gang, nun wurde auch noch die Chance vergeigt, vor dem Hintergrund des Goldner-Buches endlich mal einen (selbst)kritischen Diskurs zu führen. Wozu sollte dieses Forum überhaupt fortbestehen? (...) Dass die selbstgefälligen Schlafmützen aus dem Hellinger-Institut trotz vielfacher Aufforderung sich nicht eingebracht haben, spricht auch nicht eben für die Qualität dieses Forums. Von mir aus kann es eingestellt werden.

Geht dieses Forum zu Grunde? – daddycool – 31.3.2003

Bei Dietlinde heißt es: Zitat: Und dass die Leute, die da angegriffen werden
(= führende Vertreter des Familienstellens), sich nicht äußern, finde ich ganz
richtig. Niemand von Ihnen hat jemand gezwungen, sich mit der Methode
auseinander zu setzen, geschweige denn, an Aufstellungen teil zu nehmen. Wem
das nicht gefällt, wem das nichts sagt, wer mit anderem besser klar kommt: Bitte,
soll er / sie doch das machen oder auch nicht machen. Dieser Vortrag Dietlindes
ist nur teilweise richtig: 1. wird niemand angegriffen, vielmehr wird Kritik an
einer Methode geübt, die mit dem Anspruch auftritt, Psychotherapie zu sein und
die sich insofern fachlicher Kritik aussetzen muss. So wie jedes medizinische Verfahren auch: da kann nicht einfach jemand daherkommen und sagen, er habe für
ein bestimmtes Leiden eine neue Heilmethode erfunden. Vielmehr muss er seine
Behauptung belegen, sie muss im kritischen Fachdiskurs bestehen. Wenn sie das
nicht tut oder ihre Vertreter solchen Diskurs nicht eingehen, disqualifiziert sich
das Verfahren selbst. 2. Hellinger und seine Anhänger haben in den letzten zehn
Jahren über 100 Publikationen vorgelegt. Erstmalig sehen sie sich nun fundierter
und sehr präziser Kritik ausgesetzt – und was passiert: sie verstummen. Zumindest
nach außen hin und in diesem Forum. 3. Wie aus verlässlicher Quelle zu erfahren
ist, hat das Goldner-Buch zu enormen Verwerfungen auf der Führungsetage des
Bert Hellinger-Instituts geführt. Es wird sowohl in einschlägigen Mailing-Listen
als auch in dem internen Mitgliederforum heiß diskutiert. Nur für dieses Forum, in
dem sich das Fußvolk der Hellinger-Bewegung tummelt, ist man sich zu fein, oder
aber man weiß einfach nicht, was man sagen soll. (...) 4. In anderen Worten: während sich hier ein paar von uns die Köpfe heiß reden, ist man auf der Führungsebene mit ganz anderen Debatten zugange. Für diese Debatten bedient man sich
gerne bei den Argumentationslinien dieses Forums, ansonsten aber lässt man uns
Deppen, die wir uns hier und vor Ort engagieren, einfach hängen. Der Informa-
tionsfluss aus dem Bert Hellinger-Institut nach unten ist gleich null. 5. Und das ist
nicht richtig, wie Dietlinde in vorauseilender Identifikation mit Hellinger & Co.
meint, vielmehr schaufelt es das Grab des Familienstellens. Wenn zu existentiel-
len Fragen keinerlei Kommunikation zwischen Fußvolk und Führungsebene mehr
da ist, ist die Bewegung tot.

Geht dieses Forum zu Grunde? – Dietlinde – 31.3.2003

Ich fühle mich überhaupt nicht „im Regen" stehend. Und ich fühl mich nicht als
Depp. Das weise ich ausdrücklich von mir. Interessiert mich auch nicht so, was da
in den Führungsebenen passiert.

Geht dieses Forum zu Grunde? daddycool – 1.4.2003

Dietlinde, du raffst wohl gar nichts. Es spielt keinerlei Rolle, ob du dich hängen-
gelassen oder als Depp fühlst. Tatsache ist, dass du von den Herren Langlotz,
Mahr, Beaumont, Ulsamer, Hellinger etc. genauso so behandelt wirst. Und mit dir
all die anderen DiskutantInnen dieses Forums. Es geht besagten Herren (die paar

Frauen in der Führungscrew seien hier subsumiert) darum, Bücher, Videos, Workshops, Seminare, Kongresse usw. zu verkaufen, und sonst um gar nichts. Am wenigsten geht es ihnen um eine kritische Auseinandersetzung mit ihren Produkten, denn das schmälert den Absatz. Auch dieses Forum wurde nicht installiert, um einen kritischen Diskurs zu führen, sondern um Kundschaft zu rekrutieren bzw. bei der Stange zu halten. Was du, Dietlinde, denkst oder meinst oder fühlst, ist hierbei völlig unerheblich. Und deshalb bekommst du auch keine Stellungnahme aus dem Bert Hellinger-Institut, gleichwohl die vorgetragene Kritik intern sehr wohl diskutiert wird. Dich lässt man außen vor. Kapiert?

Geht dieses Forum zu Grunde? – Dietlinde – 1.4.2003

(...) Ich raffe sehr wohl sehr viel. Deswegen intessiert mich Euer gesamtes paranoides Gegeifere einfach nicht! Ich will da auch in interne Dinge von irgendwas, in dem ich sowieso nicht involviert bin und auch nicht sein will, mit hineingezogen werden. Ich kann für mich alleine denken und entscheiden, was ich kaufen will und was nicht. Aber ich will mich nicht immer wiederholen. Ihr ödet mich ohnegleichen an und das rafft Ihr Motzer einfach nicht. Ihr seid genau so ätzend wie die Leute, über deren Bücher ihr Euch so her macht positiv oder negativ. Ich weiß auch nicht so genau, was Ihr mit Eurem ganzen Gehetze und Gezetere wollt? Oder ist es genau das: Dieses Forum kaputtmachen? Na, da seid Ihr ja auf dem besten Wege dazu. Wenn Ihr schon nichts Gutes, Versöhnliches, Ausgleichendes und positiv Wirkendes zum Forum beitragen könnte, dann wollt Ihr wenigstens alles zerreden, zerstänkern und mies machen.

Konsequenterweise wurde mit Eintrag vom 20.6.2003 angekündigt, dass das Forum zum 30. September 2003 geschlossen werde. Eine gesonderte Erklärung hierfür gab es nicht.

Interessant waren die Debatten über die erforderliche therapeutische Qualifikation von AufstellerInnen:

Bewährungsprobe oder Super-GAU? Kritisches Buch – Yvonne – 2.2.2003

Was wäre denn eigentlich das Schlimmste, mit dem „wir" rechnen müssten? (...) Welche konkreten Konsequenzen könnte das Buch für wen haben?

Bewährungsprobe oder Super-GAU? Kritisches Buch – Gast – 2.2.2003

(...) Eine der Konsequenzen könnte sein, dass sich verstärkt die Staatsanwaltschaft für das Familienstellen interessiert, d. h.: für den ein oder anderen Aufstellerkollegen. Wie bei Goldner et al. nachzulesen und belegt, verfügt die Mehrzahl der Aufsteller und Aufstellerinnen über keine Befugnis zur Ausübung der Heilkunde, ist also weder als Arzt noch als Psychologe approbiert und hat noch nicht mal eine Zulassung als Heilpraktiker. Und trotzdem wird da drauflostherapiert, werden fleißig Heilungs- oder Besserungsversprechen gegeben. Selbst Bert Hellinger hat offenbar keine Zulassung zur Heilkunde. Wenn sich das in deutschen Amtsstuben herumspricht – und Goldner et al. posaunen es ja mit entsprechender Lautstärke hinaus –, wird's ziemlich eng werden bei dem ein oder anderen Kollegen. Ob das allerdings so schlimm ist, wenn mangelhaft oder gar nicht qualifizierte Aufsteller rausfliegen, weiß ich auch wieder nicht... Im Übrigen lese ich bei Goldner, dass auch auf der offiziellen IAG-Liste Aufsteller stehen, die keinerlei Heilbefugnis haben. Stimmt das??? Wäre das nicht die Bankrotterklärung dieser Liste als Qualitätsmerkmal???

Bewährungsprobe oder Super-GAU? Kritisches Buch – Ulrike – 2.2.2003

Hallo... inwiefern bitte kann es ein Qualitätsmerkmal für einen Aufsteller sein, dass er sich irgendwann mal durch die Heilpraktikerprüfung gequält hat und die Handwurzelknochen auswendig gelernt hat??

Bewährungsprobe oder Super-GAU? Kritisches Buch – Gast – 2.2.2003

Bin deiner Meinung, Ulrike. Ich selbst bin als Kind von einem Arzt sexuell missbraucht worden. Bescheinigte Heilbefugnis heißt überhaupt nichts und die Reglementierung in Deutschland ist schlichtweg eine Farce. Ich möchte anonym bleiben und hoffe für die Aufstellerszene das Allerbeste! Mir wurde bisher sehr geholfen.

Bewährungsprobe oder Super-GAU? Kritisches Buch – Helmut – 2.2.2003

Zitat: <u>...inwiefern bitte kann es ein Qualitätsmerkmal für einen Aufsteller sein, dass er sich irgendwann mal durch die Heilpraktikerprüfung gequält hat und die Handwurzelknochen auswendig gelernt hat??</u> Da hast Du völlig recht, Ulrike: eine Heilpraktikerprüfung sagt gar nichts über eventuelle Heilbefähigung aus. Der Skandal besteht ja gerade darin, dass die Mehrzahl der Aufstellerinnen und Aufsteller noch nicht mal eine Heilpraktikerbefugnis aufzuweisen hat! Geschweige denn eine seriöse Qualifikation. Abgesehen davon dürfen Aufsteller ohne rechtliche Befugnis einfach keine Therapie betreiben. Punkt. Ob sie wollen oder sich für befähigt halten oder nicht. Es darf ja auch keiner eine Elektroleitung verlegen oder eine Toilettenspülung anschließen, der das nicht ordentlich gelernt und eine IHK-Prüfung drüber abgelegt hat. Und das ist auch gut so.

Bewährungsprobe oder Super-GAU? Kritisches Buch – Hans – 3.2.2003

Und wenn jemand die Elektroleitung zuverlässig verlegen und die Klospülung perfekt anschließen kann, weil er talentiert ist und es zudem durch Zuschauen und Ausprobieren gelernt hat? Dass er nach deutschen Regel dennoch nicht tätig werden darf, ist schon klar. Aber das ist doch gerade der springende Punkt... Ich halte die deutsche Reglementierung für albern, schwerfällig und alles andere als marktbelebend, womit wir beim Stichwort „Gewerbefreiheit" wären. Ich möchte als Verbraucher die Möglichkeit haben, mir aus einem möglichst weit gefächerten Angebot den mir passenden Anbieter auszusuchen. Ich bin selbst in der Lage, die

Kompetenz der Anbieter zu beurteilen und halte sehr viel von Erfahrung und Talent. Und selbstverständlich lasse ich die Elektroleitung auch von jemandem verlegen, der zwar kein Papierchen vorzuweisen hat, aber seinen Job ganz einfach kann und dies auch schon bei Freunden und Bekannten bewiesen hat. Und selbstverständlich lasse ich mir auch von einem Aufsteller helfen, der, ohne jegliches Heilbefähigungspapierchen in der IAG-Liste steht, aber über langjährige Erfahrung verfügt und gute Arbeit leistet. Unerträglich ist die Vorstellung, dass dieser Aufsteller womöglich nicht mehr tätig werden darf, weil ihm ein Papier fehlt.

Bewährungsprobe oder Super-GAU? Kritisches Buch – Helmut – 3.2.2003

Hallo Hans, wie willst du denn die Kompetenz eines Therapeuten beurteilen? Nach welchen Kriterien? Wärest du ebenso „liberal", wenn es sich um die Inanspruchnahme eines Zahnarztes handelte? Oder eines Chirurgen? Würdest du dir deine Bremsleitungen am Auto reparieren lassen, wenn jemand sagt, er könne das ganz prima und habe im Bekanntenkreis schon manche Bremsleitung repariert? Und was, wenn ein Unfall passierte, weil er's doch nicht ordentlich gemacht hat? Weil er's einfach doch nicht konnte? Wozu, meinst du, gibt es überhaupt handwerkliche oder akademische Ausbildungen mit überprüfbaren Abschlüssen? Doch wohl dazu, dass der Kunde bzw. Klient sich darauf verlassen kann, dass der Anbieter auch über ein Mindestmaß an Fachkompetenz verfügt. Psychotherapie basiert nicht auf Ambition und Neigung, sondern ist seriöse Wissenschaft, die man auf der Grundlage eines akademischen Fachstudiums erlernen muss. Ein bisschen Zuschauen bei anderen, die auch nur irgendwo zugeschaut haben, reicht da nicht aus. Abgesehen davon hindert dich niemand, irgendeinen Laienhelfer aufzusuchen. Nur Psychotherapie betreiben darf er nicht, und auch du wärest gut beraten, dich bei einer beabsichtigten Therapie nicht in die Hände irgendeines dahergelaufenen Möchtegerns zu begeben.

Bewährungsprobe oder Super-GAU? Kritisches Buch – Hans – 3.2.2003

(...) Ein Psychologiestudium o. ä. nebst therapeutischer Zusatzausbildung garantieren keineswegs Kompetenz und sind, nach meiner Erfahrung, auch nicht deren Grundvoraussetzung. Ich beurteile die Kompetenz der Personen, denen ich Aufträge erteile, hauptsächlich intuitiv und habe damit, bis heute, gute Erfahrungen gemacht. Ich rede mit den Leuten und frage sie nach ihrer Ausbildung, ihren Erfahrungen und befrage, wenn möglich Dritte nach ihren Erfahrungen mit dieser Person. Bin ich danach noch unsicher und misstrauisch, lasse ich die Finger davon. Geht es mir hingegen gut mit der Person, gebe ich ihr den Auftrag. So verfahre ich mit Ärzten, Zahnärzten, Anwälten und eben auch Therapeuten. Und natürlich würde ich auch meine Bremsleitung von jemandem ohne Kfz-Gesellen- oder Meisterbrief reparieren lassen, wenn ich es ihm zutraue. (...) Die Zugangsbeschränkungen zu diversen Berufen sind oftmals lediglich lobbyistisch intendiert. Es geht darum, den Mitgliedern diverser Berufe ihre Monopolstellung zu erhalten und damit ihre Einkommensquelle.

Bewährungsprobe oder Super-GAU? Kritisches Buch – Helmut –3.2.2003

Hallo Hans, selbst wenn deine Intuition (was immer das auch sein soll) ausreichte, einen kompetenten Therapeuten von einem inkompetenten zu unterscheiden, bleibt die Frage nach Klienten bzw. Patienten, die dies aufgrund ihrer Störung oder Erkrankung eben nicht können. Was ist mit denen? Sollen die den Möchtegerns ungeschützt überlassen bleiben? Oder soll es da nicht doch überprüfbare Mindeststandards geben (die es, abgesehen davon, ja auch gibt)? Soll sich da einfach jemand drüberstellen können und von sich behaupten: Seht her, ich kann das auch? Wären wir da nicht sehr schnell mitten in der Scharlatanerie mittelalterlicher Marktschreier?

Bewährungsprobe oder Super-GAU? Kritisches Buch – Hans – 3.2.2003

Menschen, deren Intuition aufgrund von Erkrankung gestört ist, sind aufgeschmissen, so oder so. Wieviele eitle Nichtkönner und Gernegroß verbergen sich hinter Zertifikaten, Titeln, Auszeichnungen etc. Es gibt keine Garantie für Qualität. Das Leben ist gefährlich, daran ändern auch Zertifikate nichts. Und o. g. Menschen brauchen eine Riesenportion Glück und die Gelegenheit, wieder in den Vollbesitz ihrer Instinkte zu gelangen. Ob das Heilbescheinigungspapierchen beim Verhaltenstherapeuten um die Ecke Garant für diese heilsame Erfahrung ist, wage ich zu bezweifeln. Ich bleibe dabei, dass ich mir für mich persönlich als Kunde, Verbraucher, Klient ein buntes und breites Angebot an Spezialisten wünsche, seien sie es durch Talent und Erfahrung in Kombination mit Heilbescheinigungspapierchen oder eben auch ohne.

Bewährungsprobe oder Super-GAU? Kritisches Buch – Eberhard – 1.8.2003

Wer bestimmt eigentlich, wer ein schützenswerter Behandelter ist? und wer ein Therapeut oder Coach mit Behandlungserlaubnis? Woher nimmt dieser Besserwissende dann seine Urteilsfähigkeit? Verbraucherschutz und Qualitätssicherung ja, Bevormundung nein ! (...) Bevormundung nein bedeutet für mich, dass mir niemand verbieten soll, zu Hellinger oder einer Wahrsagerin zu gehen oder mich mit Bachblüten oder Handauflegen heilen zu lassen.

Bewährungsprobe oder Super-GAU? Kritisches Buch – Tina – 1.8.2003

Touché: Du stellst die Hellinger-Therapie genau da hin, Eberhard, wo sie hingehört. In eine Reihe mit Wahrsagen, Bachblütentinkturenverabfolgen und Handauflegen. Mit esoterischem Megaquatsch also. Bravo zu dieser Erkenntnis.

Ein besonders grotesker Versuch der Abwehr von Kritik an Hellinger und seinem Verfahren bestand darin, das *Forum Kritische Psychologie e.V.* und Colin Goldner mit Scientology in Verbindung zu bringen:

Eine neue Heilslehre kündigt sich an ... – Eberhard – 25.9.2003
Übrigens hatte schon mal Ron L. Hubbard der Welt weismachen wollen, dass er das All-Heilmittel für alle Therapiegeschädigten hat... Zitat von der Homepage des Forums der Goldner-Sekte: „Die Angebote des FKP in Kurzform: Information und Beratung zu sämtlichen psychotherapeutischen Fragestellungen und Problemen; insbesondere zu so genannten Therapieschäden, Problemen also, die (sekundär) aus psychotherapeutischer Behandlung entstanden sind. Information und Beratung zu so genannten Sekten und Psychokulten und den von diesen eingesetzten Techniken und Verfahren; desgleichen zu Techniken und Verfahren der Psycho-, Esoterik- und Alternativheilerszene. Starthilfe und Supervision von Selbsthilfegruppen. Unterstützung von Therapiegeschädigten, Therapieabbrechern, Kirchen-, Psychokult- und Sektenaussteigern (sowie ihren Angehörigen) auf sämtlichen Ebenen. Unterstützung bei der Suche nach seriöser Therapie." Zitatende. Damit gibt sich der verzweifelte Hilfesuchende erst recht in die Hände der Goldnerianer-Sekte, die behauptet, ein All-Heilmittel gegen jede Art von Therapieschaden zu haben, ohne dies wissenschaftlich zu belegen.

Eine neue Heilslehre kündigt sich an ... – Egon – 25.9.2003
„Sekte [lat.], eine Gemeinschaft, die sich im Raum einer Konfession um eine Sonderlehre gesammelt u. mit der Verwerfung der gemeinsamen Glaubensgrundlage auch die äußere Trennung vorgenommen hat. Übertragen u. abwertend werden auch kleine Abspaltungen von polit. u.a. Gruppierungen als Sekten bezeichnet." Zitiert aus: Bertelsmann Universallexikon, Bertelsmann Electronic Publishing, München 1994

Eine neue Heilslehre kündigt sich an ... – Eberhard – 26.9.2003
Genau! Nach dieser Definition sind die Goldnerianer eine Sekte: Goldner verlässt die gemeinsame Glaubensgrundlage in mehrfacher Hinsicht. Er lehnt den Glauben an einen Gott ab. Er lehnt den Glauben an alternative Heilmethoden ab. (Beide Glauben haben in der Bevölkerung der BRepD eine überwältigende Mehrheit). Die Sonderlehre ist dabei eine Mischung aus dialektischem Materialismus gemischt mit Marxismus-Leninismus. Dies wird jedoch geschickt verborgen unter einem „wissenschaftlichen, kritischen, antifaschistischen" Deckmäntelchen.

Jetzt bin ich echt geschockt .... – Eberhard – 26.9.2003
So aus Langeweile habe ich mal im Internet eine Verbindung zwischen dem Namen Goldner und Themen wie Marxismus und Scientology gegoogelt.... SCHOCK! Für das Thema „Marxismus" ist „Loren Goldner" prädestiniert. Für das Thema „Scientology" hat „Steven Goldner" ein verharmlosendes „Standard-

werk" geschrieben. Colin Goldner als Experte für den gesamten Psycho-Markt von „Aromatherapie" bis „Zen-Buddhismus" erwähnt z. B. „Scientology" mit keinem Wort. Wie kann eine solche Psycho-Organisation seinem aufmerksamen Experte-für-Alles-Auge entgehen? Blinder Fleck???

Jetzt bin ich echt geschockt.... – Nick – 26.9.2003

Hi Eberhard, ob die Goldnerianer nun eine Sekte sind oder nicht, ist mir persönlich schnuppe, ehrlich gesagt. Dir vielleicht auch. Mir erscheint das hier eher wie ein rhetorisches Spiel. Hellinger schreibt sich halt so *dieses* auf die Fahne und Goldner eben *jenes*. (...) @alle, Was mich eher beschäftigt ist diese unnachgiebige, aggressive und intolerante Herangehensweise dieser Hellingergegner. Für mich persönlich tragen die eher dazu bei, Hellinger noch interessanter aussehen zu lassen, als er es ohnehin schon war.

Jetzt bin ich echt geschockt.... – Eberhard – 26.9.2003

Tut mir leid, Nick, aber ich bin wirklich geschockt, seit ich festgestellt habe, dass C. Goldner gegen alle „Psycho-Sekten" Sturm läuft außer gegen die „Scientology". Ob Steven Goldner, der die Scientology in seinem Buch verharmlost, mit Colin Goldner in Verbindung steht, weiß ich nicht, aber der Name Goldner ist wohl nicht so häufig, wie alleine der Name „Schmitz" in Köln. (und zu Schmitz gibt es weder signifikante Google-Verbindungen zu Marxismus noch zu Scientology) (...) Ich wollte hier nur friedlich diskutieren (und das funktioniert auch mit einigen Leuten). Aber ich halte nicht die rechte Backe hin, wenn ich auf die linke gehauen werde, sondern da kommt die linke Gerade oder der rechte Haken zurück. Wo sind wir denn, dass eine Selbstverteidigung auf das selbe Niveau gestellt wird wie der polemische Angriff durch verblendete Fanatiker (und ihre Helfershelfer). Unterschied erkannt?

Jetzt bin ich echt geschockt.... – Tina – 26.9.2003

Eigentlich wollte ich ja nichts mehr sagen zu E.s Dreckkampagnen, vielleicht sollte ich auch nicht mehr, es ist einfach der Mühe nicht wert... In Goldners Buch *Die Psychoszene*, auf das E. hier diffamatorisch abstellt, finden sich im Register nicht weniger als 18 Verweise auf Scientology: Sowohl die Organisation, als auch ihre Methoden, ihre Tarnfirmen, einige ihrer Exponenten etc. werden von verschiedener Ebene her kritisch durchleuchtet. E.s Behauptung, Scientology werde bei Goldner nicht erwähnt, ist nachweislich falsch und kann nur zustande kommen, wenn man das Buch gar nicht kennt oder vorsätzlich lügt. Beides kommt aufs selbe raus: diffamatorischer Lügendreck, wie gewohnt bei E., der sich nur aus der Anonymität heraus traut, derlei ins Netz zu stellen. Ansonsten wäre es eine strafrechtlich relevante Falschbehauptung. Das *Forum Kritische Psychologie*, an dem Goldner arbeitet, gilt als bevorzugte Anlaufstelle für Scientology-Opfer bzw. -Aussteiger, die nicht unbedingt zu einer kirchlichen oder staatlichen Stelle gehen wollen. Goldner und zwei weitere FKP-Mitarbeiter stehen auf der „schwarzen

Liste" der Scientology Deutschland. Mehr muss man wohl nicht sagen gegen die Absurditäten, die E. hier in den Raum stellt. Das Buch von Steven Goldner ist das einzige, das sich kritisch mit der Unterwanderung von Betrieben durch Scientologen befasst. Von Verharmlosung der S.-Sekte kann keine Rede sein. Und selbst wenn Colin Goldner mit Steven Goldner oder Loren Goldner oder irgendeinem sonstigen Goldner verwandt oder verschwägert sein sollte – es gibt da noch einen Winfried Goldner, der was über Geldflusstheorien geschrieben hat, dazu einen Johannes Goldner mit Büchern über Modelleisenbahnen und bayerische Könige, einen Jay Goldner, der was über „ET", eine Yvonne Goldner, die ein Mondbuch, und einen Franz Goldner, der was zu Österreich geschrieben hat – was bedeutet das schon? Es gibt sogar eine Claudia Goldner, die in dem Hellinger-Buch von Colin Goldner et al. vorkommt – E. hat das Buch offenbar nie in der Hand gehabt –, na und? Sippenhaft oder was? Angenommen, E. heißt mit Nachnamen Dödel und es gibt irgendwo einen Aloys Dödel, der Pornoheftchen vertreibt, macht das E. zum Pornographen? Ach, was solls...

Zur Kritik von / an Franz Ruppert

Franz Ruppert, Professor an der Katholischen Siftungsfachhochschule München und enger Vertrauter Bert Hellingers, hatte sich als erster und lange Zeit einziger aus der „Führungsebene" der Hellinger-Szene dezidiert gegen das Goldner et al.-Buch in Position gebracht [später kamen Wilfried Nelles[1], Jakob Robert Schneider[2] und Reinhard Bauß[3] hinzu, die jeweils kurz darauf Bezug nahmen]. Zwei Wochen nach Erscheinen des Goldner et al.-Buches stellte Ruppert auf seiner Homepage www.franz-ruppert.de den im Folgenden wiedergegebenen Text ins Netz, sah sich aber nach wenigen Tagen bemüßigt, ihn ersatzlos wieder zu entfernen. Einer der Gründe hierfür dürfte wohl in einer über das *Forum Kritische Psychologie e.V.* angedrohten Einstweiligen Verfügung gelegen haben; ein anderer im Druck seitens seiner Hochschule. Ein aufmerksamer User übertrug den Text ins hellinger.com/diskussionsforum, bevor er gelöscht wurde; er wurde hier sehr kontrovers diskutiert (um den möglichen Vor-

---

[1] Nelles, Wilfried: Das Hellinger-Prinzip: Informationen und Klärungen. Freiburg: Herder 2003 (vgl. S. 15f. und 134f.).

[2] Schneider, Jakob Robert: Wille und Schicksal. In: Praxis der Systemaufstellung 1/2003, S. 7f. [auch im Editorial des Heftes wird das Goldner et al.-Buch kurz angesprochen].

[3] Bauß, Reinhard: Nach Würzburg: Zur internen und öffentlichen Kritik an Bert Hellinger. Ist Aufstellungsarbeit eine „Heilige Kuh", oder darf man sie auch kritisieren? In: Praxis der Systemaufstellung 2/2003, S. 92f.

wurf Rupperts zu umgehen, sein Text sei sinnentstellend verkürzt worden, wird der Forums-Eintrag in ungekürztem Originalwortlaut wiedergegeben):

Zur Stellungnahme von Franz Ruppert – Zappa – 16.2.2003

Ich erlaube mir, eine Stellungnahme von Franz Ruppert (http://www.franz-ruppert.de) zu dem Goldner et al.-Buch in dieses Forum zu übertragen. Ich tue das, weil diese Stellungnahme, die vermutlich von Vielen als eine Art argumentativer Leitlinie aufgefasst wird, die Diskussion in eine, wie ich glaube, falsche Richtung drängt (und sich zugleich auf juristisch sehr dünnem Eis bewegt, wie allein die Überschrift zeigt, in der Herausgeber Goldner „Verleumdung und Verbreitung von Lügen" unterstellt wird):

Franz Ruppert schrieb: Zitat: Colin Goldner – Verleumdung und Verbreitung von Lügen als Lebensschicksal oder mit Wille und Bewusstsein vollzogen?

In dem Buch *Der Wille zum Schicksal* führt der Herausgeber Colin Goldner die Kritiker von Bert Hellinger zusammen. Meines Erachtens spricht grundsätzlich nichts dagegen, das Familienstellen als Methode und die mit dem Familienstellen verbundenen Theorien und Erklärungsmodelle einer kritischen Betrachtung zu unterziehen. Diesbezüglich finden sich in dem Buch durchaus bemerkenswerte und diskussionswürdige Hinweise, die von den Theoretikern wie Praktikern des Familienstellens ernst genommen werden sollten.

Den größten Argumentationsfehler der versammelten Kritiker der Aufstellungen sehe ich allerdings darin, dass sie nicht sehen, aus welchen Gründen so viele Menschen Interesse an Familienaufstellungen zeigen. Das Argument von der Orientierungslosigkeit der Menschen in der heutigen Zeit sucht nach soziologischen, ja sogar politökonomischen Erklärungen, wo psychologische Motive vorherrschen. Nach meiner Erfahrung kommen Menschen zu Kursen mit Familienaufstellungen, weil sie ganz persönlich an bestimmten Symptomen oder Situationen leiden: an Depressionen, Ängsten, körperlichen Erkrankungen, an gestörten Ehe- und Familienbeziehungen, Schulproblemen ihrer Kinder, beruflichen Schwierigkeiten etc. Sie suchen Hilfe für ihre seelischen Probleme und Konflikte.

Viele von ihnen trauen sich in solchen Seminaren zum ersten Mal über ihre Probleme zu sprechen, weil die Aufstellungskurse zunächst ein viel niedrigschwelligeres Angebot darstellen als offiziell beantragte psychotherapeutische Behandlungen. Viele haben aber auch schon die Enttäuschung hinter sich, im Kontakt mit dem etablierten Gesundheitssystem (Ärzten, Psychiatern, Psychotherapeuten, Sozialarbeitern) keine wirkliche Hilfe erfahren zu haben. Wenn das Familienstellen den vielen Menschen, die sich ihm anvertrauen, nicht helfen würde, wäre es ja längst wieder in der Versenkung verschwunden.

Ein zweiter grundsätzlicher Mangel an der vorgetragenen Kritik am Familienstellen ist der Unernst, mit dem das Phänomen der Stellvertreter-Erfahrungen behandelt wird. Obwohl mittlerweile Hunderttausende von Menschen es selbst erlebt haben, dass man in Stellvertreterpositionen plötzlich in Gefühls- und Bewusstseinszustände gerät, die mit dem eigenen Erleben vor der Aufstellung nichts zu tun haben, wird diese Tatsache von keinem der kritischen Autoren ernsthaft zur Kenntnis genommen und diskutiert und als bloße Einbildung abgetan.

Neben diesen hier nur angedeuteten inhaltlichen Schwächen der Kritik am Familienstellen, finde ich es grundsätzlich störend, dass viele der AutorInnen in diesem Buch und insbesondere der Herausgeber Colin Goldner einen geradezu missionarischen Eifer an den Tag legen, Bert Hellinger und alle anderen Personen, die sich mit der Aufstellungsmethode befassen und sie praktisch einsetzen, persönlich zu diffamieren. Man gewinnt den Eindruck, als würden sie das Aufstellen am liebsten aus der Gesellschaft verbannen und von Staats wegen verbieten.

Am Beispiel meiner Person lässt sich dies gut dokumentieren. Mit dem Inhalt meiner beiden Bücher *Berufliche Beziehungswelten* und *Verwirrte Seelen* findet an keiner Stelle eine inhaltliche Auseinandersetzung statt, obwohl die *Verwirrten Seelen* im Inhaltsverzeichnis des Buches genannt sind. Es wird in Bezug auf die *Verwirrten Seelen* nur der renommierte Kösel-Verlag, der mein Buch verlegt, als unseriös diffamiert.

An mehreren Stellen greift mich Goldner in seinen Beiträgen hingegen persönlich an. So wirft er vor mir, ich würde die Methode des Familienstellens nur aus Geldgründen so eifrig betreiben: „So sind an einem Samstag schon mal 15.000 Euro abzüglich der Nebenkosten verdient. Das mag in der Tat Professor Rupperts Eifer erklären." (S. 221) Dieser Betrag von 15.000 Euro pro Fortbildungstag ist vollkommen aus der Luft gegriffen und erfüllt den Tatbestand der Behauptung unwahrer Tatsachen und somit der Lüge. Ich empfinde es auch als ehrverletzende Herabsetzung meiner wissenschaftlichen, forscherischen und therapeutischen Ziele, die ich mit der Aufstellungsmethode verfolge, auf ein rein monetäres Motiv zu verkürzen.

Herr Goldner begreift sich offenbar als Aufklärer vor finsteren und reaktionären gesellschaftlichen Strömungen und als guter Mensch, der andere vor Schlimmem schützen will. Wie mir nach der Lektüre seines Buches scheint, stünde es ihm in Bezug auf seine eigene Person gut an, seine Bereitschaft, zum Erreichen seiner Ziele Lügen zu verbreiten und andere Menschen persönlich zu diffamieren, selbst aufzuklären. Geschieht das mit ganzem Willen und vollem Bewusstsein oder ist das sein ganz persönliches Lebensschicksal?

München, 16.2.2003, Prof. Dr. Franz Ruppert

Im Einzelnen ist dazu zu sagen:
1. Ruppert verkürzt die Debatte wesentlich auf den Herausgeber Goldner und unterschlägt damit, dass in dem Buch sich weitere 18 renommierte AutorInnen in umfangreichen Beiträgen zu Wort bringen. Solche Verkürzung auf nur eine Person in einem Team von 19 Co-AutorInnen ist völlig unzulässig.

2. Ruppert behauptet, es würde nicht gesehen, „aus welchen Gründen so viele Menschen Interesse an Familienaufstellungen zeigen" und unterschlägt damit, dass mehrere AutorInnen des Bandes auf ganz unterschiedlichen Ebenen ebendieser Frage nachgehen und plausible Antworten darauf geben (die allerdings in Widerspruch stehen zu den Ruppertschen).

3. Ruppert behauptet, es werde das „Phänomen (...), dass man in Stellvertreterpositionen plötzlich in Gefühls- und Bewusstseinszustände gerät, die mit dem eigenen Erleben vor der Aufstellung nichts zu tun haben (...), von keinem der kritischen Autoren ernsthaft zur Kenntnis genommen und diskutiert." Tatsache ist: Ein umfangreicher Beitrag von J. Schlee befasst sich eben gerade mit diesem „Phänomen" (kommt allerdings zu anderen Folgerungen als Ruppert).

4. Ruppert behauptet, dass „viele der AutorInnen in diesem Buch und insbesondere der Herausgeber Colin Goldner einen geradezu missionarischen Eifer an den Tag legen, Bert Hellinger und alle anderen Personen, die sich mit der Aufstellungsmethode befassen (...) persönlich zu diffamieren." Tatsache ist: an keiner Stelle des Buches wird irgendjemand persönlich diffamiert. Ruppert führt insofern auch keinerlei Belegstellen an (mit Ausnahme von 5.)

5. Ruppert behauptet, es ließen sich die Diffamien Goldners am Beispiel seiner Person „gut dokumentieren". Hierzu (zum Belege der Diffamie, notabene!) führt er an, dass mit seinen beiden Büchern *Berufliche Beziehungswelten* und *Verwirrte Seelen* keine inhaltliche Auseinandersetzung stattgefunden habe. Tatsache ist: Das eine der Ruppert-Bücher spielte offenbar keine Rolle im kritischen Diskurs, das andere erschien offenkundig erst zu einem Zeitpunkt (Ende 2002), als das Goldner-Buch schon in Druck war. Der Kösel-Verlag, in dem Rupperts zweites Buch erschienen ist, wird im Übrigen nicht „als unseriös diffamiert", es wird lediglich darauf hingewiesen, dass Kösel durchaus auch Zweifelhaftes (z. B. Geistheiler- oder Astrologie-Literatur) im Programm führt.

6. Ruppert behauptet, Goldner greife ihn „an mehreren Stellen (...) persönlich an. So wirft er mir vor, ich würde die Methode des Familienstellens nur aus Geldgründen so eifrig betreiben: „So sind an einem Samstag schon mal 15.000 Euro abzüglich der Nebenkosten verdient. Das mag in der Tat Professor Rupperts Eifer erklären." (S. 221) Tatsache ist: Goldner zitiert hier aus der schriftlichen Stellungnahme eines Kollegen (!) Rupperts an der Katholischen Stiftungsfachhochschule München, in der der besagte Betrag von 15.000 Euro angegeben ist. (Das Zitat ist ausdrücklich als solches ausgewiesen und mit Quellenangabe versehen!) Im Anhang an das Zitat findet sich eine Vermutung Goldners (ausdrücklich als solche ausgewiesen und insofern keine Tatsachenbehauptung). Die Form, in der Ruppert die Passage wiedergibt, ist – wie jedeR in dem Buch leicht nachschlagen kann – definitiv falsch.

7. Insofern ist auch die Behauptung Rupperts falsch, es sei der „Tatbestand der Behauptung unwahrer Tatsachen und somit der Lüge" erfüllt, zumindest, wenn diese Behauptung sich, wie bei Ruppert, auf Goldner bezieht.

8. Weitere „Belege" für seine Behauptung, Goldner (oder eineR der MitautorInnen) habe sich der „Verleumdung und Verbreitung von Lügen" schuldig gemacht, führt Ruppert nicht an.

9. Stattdessen greift Ruppert selbst zu ehrverletzenden und beleidigenden (mithin strafbaren [nach §§185-187 StGB]) Tatsachenbehauptungen, wenn er, abgesehen von der ehrverletzenden Überschrift seines Beitrages, von Goldners „Bereitschaft" spricht, „zum Erreichen seiner Ziele Lügen zu verbreiten und andere Menschen persönlich zu diffamieren".

Alles in allem trägt die Ruppertsche Stellungnahme kaum zu einer sinnvollen Auseinandersetzung mit dem Goldner et al.-Buch bei. Die (juristisch äußerst fragwürdigen) Invektiven und Behauptungen Rupperts sollte man nur mit größter Vorsicht genießen (und vor allem nicht weitertragen).

Zur Stellungnahme von Franz Ruppert – Freya – 16.2.2003

Dass mit Familien- und Organisationsaufstellungen groß Kohle gemacht werden kann und wird, ist doch nun wirklich nichts Neues. Auch Professor Ruppert ist da keine Ausnahme. Ich finde es mehr als bezeichnend, dass er ausgerechnet auf dem Vorwurf herumreitet, er sei hinter dem Geld her, ein Vorwurf, der ihm in dem Goldner-Buch überhaupt nicht gemacht wird. Also kann er sich sein beleidigtes Getue („Ich empfinde es auch als ehrverletzende Herabsetzung meiner wissenschaftlichen, forscherischen und therapeutischen Ziele, die ich mit der Aufstellungsmethode verfolge, auf ein rein monetäres Motiv zu verkürzen") gerne sparen. Ich habe auf seiner website nachgesehen: Ein ganz normales Aufstellungsseminar (Sa/So) kostet bei ihm für Normalzahler 160 Euro. Da er es in der Aula der Fachhochschule veranstaltet, an der er arbeitet, dürften a) die Raumkosten nicht sehr hoch sein und b) bis zu 300 Teilnehmer reinpassen. Schon bei numerisch 188 vollzahlenden Teilnehmern wäre der von ihm bestrittene Bruttobetrag von 15.000 Euro pro Tag erwirtschaftet. Viele Kurse prominenter Aufsteller (zu denen Ruppert unbestritten zählt) haben Teilnehmerzahlen, die noch über 300 liegen. Ruppert führt pro Jahr acht Normalkurse (6 Familien- und 2 Organisationsaufstellungen) durch, dazu einen Fortbildungskurs (letzterer kostet 2.200 Euro pro Teilnehmer). Sein Geschrei könnte sich leicht gegen ihn wenden! Im Übrigen fände ich eine inhaltliche Stellungnahme zu den gegen ihn und das Aufstellen an sich erhobenen Kritikpunkten angebrachter als sein Gezeter. Zum Beispiel würde mich interessieren, ob er wirklich meint, es „spüren Patienten und Klienten schon selbst sehr genau, wer ihnen weiterhilft und wer ihnen schadet" (S. 111). Ich halte solche Aussage für baren Unsinn, gerade Borderline- bzw. psychosegefährdete Patienten (von denen Ruppert bevorzugt spricht) können das eben nicht spüren oder ermessen; vielfach könnten das noch nicht mal psychisch Gesunde.

Zur Stellungnahme von Franz Ruppert – Alexander Buck – 19.2.2003

Wie „Zappa" ganz richtig anmerkt, hat ein Kollege dies geäußert (siehe Punkt 6 seines Artikels „Zur Stellungnahme von Franz Ruppert"). (...) Diese Aussage stammt von meiner Person. In dem Buch wird auf Seite 221 Folgendes geschrieben: „Der Fairness halber muss erwähnt werden, dass ein anderer Dozent der Katholischen Stiftungsfachhochschule, der Medienpädagoge Alexander Buck, sich in einem Leserbrief an den *Spiegel* mit Nachdruck von Rupperts Tiraden distanziert und darauf hinweist, dass es bei der Familienaufstellerei" – jetzt kommt mein Zitat –: „gar nicht so arg um die Menschen – also um die 'armen Würstchen' (Bert Hellinger) – sondern um Geld" gehe, man könne dies mithin den – wieder mein Zitat –: „diversen Fortbildungsangeboten u. a. von Herrn Ruppert entnehmen. So sind an einem Samstag schon mal 15.000 Euro abzüglich der Nebenkosten verdient." Zitat Ende. „Dies mag in der Tat Professor Rupperts Eifer erklären" (Text Goldner). Richtig ist, dass ich aufgrund meiner Recherchen und dem intensiven Lesen *aller* Hellinger- *und* Ruppert-Bücher mir eine fachliche Meinung gebildet habe. Richtig ist ferner, dass ich diverse Fortbildungsangebote – und eben auch *unter anderem* diese von Herrn Ruppert – mir betrachtet habe. Es steht jeder Person frei, sich selbst kundig zu machen, welche Summen für solche Seminare, Fortbildungsangebote und dergleichen mehr üblicherweise genommen werden (siehe auch hier in diesem Forum! – siehe „Freya"). Wichtig ist mir jedoch in diesem Zusammenhang weniger die effektive Gesamtsumme, als die Tatsache, dass es meines Erachtens eben weniger um den Menschen als um Geld geht. Wie in der gesamten Esoterik-Szene eben üblich, geht es leider auch bei einigen „Aufstellern" nicht um Verantwortung, sondern eben um „monetäre" Belange – auch bei dieser Aussage bleibe ich.

Zur Stellungnahme von Franz Ruppert – Klaus Weber – 21.2.2003

Franz Ruppert hat bis vor Kurzem seine Stellungnahme zu dem Goldner-Buch auf seiner Homepage gelistet. Nun ist die Stellungnahme von dieser Seite gelöscht worden. Seit Monaten gibt es massiv – unter anderem von vielen FachkollegInnen Franz Rupperts – Kritik an der Art und Weise, wie er Aufstellungen mit psychisch Kranken an der Katholischen Stiftungsfachhochschule lehrt. Aber nicht nur das: StudentInnen, die an seinen Seminaren teilnehmen, mussten im November 2002 an einem Workshop von Ruppert teilnehmen, der gleichzeitig für zahlende Kunden war. Anders gesagt: Er hat als Angestellter der Hochschule seine Lehr-Zeit dazu benutzt, sein Privatvermögen zu vermehren. Damit hat er gezeigt, dass er Beruf und privaten Gelderwerb nicht auseinanderhalten konnte. Dass diese Verhaltensweisen Rupperts an einer katholischen Hochschule – ebenso wie seine aktuelle Stellungnahme zu Goldners Buch – nicht unbemerkt bleiben, ist selbstverständlich. Es ist erfreulich, dass der öffentliche Druck dazu führte, dass er jetzt auch die Stellungnahme von seiner Homepage nehmen musste.

In einem Anfang Juni 2003 vorgelegten Thesenpapier ging Ruppert deutlich auf Abstand zu Hellinger. Dieses Papier, offenbar als interne Stellungnahme gegenüber der Katholischen Stiftungsfachhochschule verfasst, wurde durch Indiskretion bekannt und, versehen mit einem einleitenden Kommentar, von einem Forums-User ins Netz gestellt. Das Fragezeichen hinter der Überschrift des Threads wurde von Webmaster H.-J. Reinecke eingefügt (auch hier wird der Forums-Eintrag im ungekürzten Original-Wortlaut wiedergegeben, so dass Ruppert sich nicht falsch oder aus dem Kontext gerissen zitiert vorkommen kann):

Franz Ruppert distanziert sich von Bert Hellinger (?) – Abu el Falafel – 15.6.2003

Franz Ruppert, einer der profiliertesten Protagonisten der Ideen Bert Hellingers, hat sich in einem Thesenpapier, das innerhalb der Katholischen Stiftungsfachhochschule, an der er als Psychologe tätig ist, zirkuliert, in wesentlichen Punkten von diesem distanziert. Der Grund dürfte in dem scharfen und sich zunehmend verschärfenden Wind liegen, der ihm als ausgewiesenem „Hellingerianer" an seiner Hochschule seit Erscheinen des Spiegel-Artikels im Februar 2002 und insbesondere seit Erscheinen der Goldner et al.-Studie Ende Januar 2003 entgegenschlägt. Seine „10 Gedanken zur Diskussion um Bert Hellinger" erscheinen als Versuch, retten zu wollen, was noch zu retten ist. Vor allem seine eigene Haut.

Franz Ruppert schrieb: Zitat: 10 Gedanken zur Diskussion um Bert Hellinger und meine Arbeit mit Aufstellungen an der Katholischen Stiftungsfachhochschule München

1. Seit etwa 10 Jahren verbreitet sich die Methode des Familienstellens in ganz Deutschland mit großer Geschwindigkeit – und mittlerweile auch weltweit. Immer mehr Menschen machen eine Familienaufstellung und immer mehr Menschen bieten ihre Dienste als Familienaufsteller an. Aufstellungen kommen auch immer mehr in nichtfamiliären Systemen zum Einsatz, also in Arbeitsteams, sozialen Einrichtungen oder kommerziellen Unternehmen (so genannte Organisationsaufstellungen). Nicht nur im psychotherapeutischen Bereich, sondern auch in der Unternehmensberatung und der Supervision wird vermehrt mit Aufstellungen gearbeitet. In der Praxis der sozialen Arbeit werden Aufstellungen als hilfreiche Methodik zur Analyse komplexer Systeme zunehmend anerkannt (vgl. Wischnowsky, 2003).

2. Vermutlich würde diese Entwicklung ähnlich wie bei anderen beraterischen oder psychotherapeutischen Methoden, die in den letzten Jahren weite Verbreitung fanden (z.B. NLP, EMDR, Focusing), nicht zu diesen kontroversen Diskussionen führen, wie sie spätestens seit dem Erscheinen eines Artikel im Magazin *Der Spiegel* über Bert Hellinger entbrannt sind, würde nicht der Begründer des Familienstellens in Deutschland, Bert Hellinger, durch einige seiner Aussagen und manche seiner praktischen Interventionen bei nicht wenigen Menschen An-

stoß erregen. Hellinger provoziert und er scheint es auch zu wollen und vielleicht sogar zu genießen, Tabus in der Therapeuten- und Beraterszene zu brechen:

- Er macht keine langen Anamnesegespräche vor einer Aufstellung,
- er deutet das, was bei einer Aufstellung geschieht, auf dem Hintergrund seiner ganz eigenen Vorstellungen von „Seele",
- er verlangt von den Kindern eine bedingungslose Achtung vor ihren Eltern, wie immer diese sind und was immer diese ihrem Kind angetan haben,
- er postuliert „Ordnungen der Liebe", die für ihn nicht hinterfragbar sind,
- er kümmert sich nicht um eine wissenschaftliche Evaluation seiner Methode,
- er sorgt sich nicht um das, was andere machen, die „nach Hellinger" aufstellen,
- er stellt sich keinen öffentlichen Diskursen.

3. Wer selbst eine Familienaufstellung für sich gemacht hat, spürt in der Regel die Mächtigkeit dieser Methode, die emotional aufwühlt, in der „Seele" – dieser in meinen Augen kulturhistorisch sehr wichtige Begriff gewinnt im Zusammenhang mit Aufstellungen eine besondere Bedeutung – Verborgenes und Vergrabenes ans Licht bringt und oft auch nicht für möglich gehaltene Veränderungen bewirkt. Viele Menschen finden einen Frieden in ihrer Seele, den sie zuvor nicht gekannt haben. Sie finden in den Seminargruppen viel Offenheit, Rückhalt und menschliche Nähe. Deswegen gehen viele auch immer wieder zu einer Familienaufstellung und stellen sich dort schrittweise ihren seelischen Sorgen und Nöten.

4. Auch wer als Stellvertreter in einer Aufstellung mitwirkt, merkt die Eigenart dieser Methode. Sie bringt im eigenen Körper etwas ins Schwingen, sie bewirkt eine Art Trancezustand, in dem man Dinge sagt und tut, sich von einem Platz im Raum zum anderen bewegt, als sei man von einer unsichtbaren Hand gesteuert. Die Aufstellungsmethode kann emotional überwältigend wirken. Wer diese Erfahrung einmal gemacht hat, kann sich der Faszination des Geschehens nur schwer entziehen. Er kommt in Berührung mit etwas, was nach unseren bisherigen Maßstäben von Raum und Zeit eigentlich nicht möglich ist. Er steht vor einem rätselhaften Phänomen.

5. Wer weder für sich selbst durch eine Aufstellung Hilfe erhofft, noch als Teilnehmer an einer Aufstellungsgruppe in die Erfahrung des Stellvertreterseins eintaucht, hat es daher schwer zu verstehen, warum so viele Menschen von Familienaufstellungen angetan und oft sogar begeistert sind. Er sieht dann nur auf Videos seltsame Rituale, liest in Büchern kaum nachvollziehbare Aufstellungsverläufe oder wundert sich über Hellingers provozierende Aussagen. Im Grunde kann ihm das alles aber gleichgültig sein und er kann weiter seinen eigenen Vorlieben nachgehen.

6. Manche Menschen aber erregen sich sehr über Bert Hellinger und seine Art des Familienstellens. Sie sehen in ihm einen Menschen, den sie für rückschrittlich, frauenfeindlich, reaktionär, vielleicht sogar faschistoid halten, zumindest aber für verantwortungslos. Manche gehen daher mit ihrer Kritik warnend an die Öffentlichkeit, einige meinen sogar, Hellinger und die ganze Aufstellerbewegung be-

kämpfen und zum Verschwinden bringen zu müssen. Sie wählen daher auch das Mittel der Verleumdung und strengen juristische Auseinandersetzungen an. Warum wer Hellinger aus welchen Motiven bekämpft, hängt auch davon ab, auf welchem Gebiet sich jemand durch Hellinger provoziert fühlt:

– etablierte Therapeuten und Berater sehen in Hellinger eine unseriöse Konkurrenz ihres seriösen Therapie-, Beratungs- oder Supervisionsangebotes,

– kirchliche Sektenbeauftragte vermuten, die Hellingerbewegung sei eine Glaubenssekte,

– Feministinnen erleben Hellinger als Frauenfeind,

– linke Gesellschaftskritiker entlarven Hellinger als Reaktionär und Faschist,

– seriöse Ärzte warnen vor Hellingers unseriösen Heilungsversprechungen,

– ernsthafte Wissenschaftler nehmen Hellinger und sein Familienstellen nicht ernst.

7. Kritik an Familienaufstellungen ist genauso legitim und notwendig wie bei anderen gesellschaftlich wirksamen Vorgängen auch. Und jeder kann sich zum Glück in einer freien Gesellschaft die Freiheit der Kritik herausnehmen. Meines Erachtens wäre jedoch Folgendes dabei wünschenswert:

– Kritik sollte das, was kritisiert wird, zuerst einmal in seiner Gänze wahrnehmen. Das Herausnehmen oder gar sinnentstellende Verdrehen von Zitaten aus ihrem Zusammenhang war schon immer ein Kennzeichen schlechter Kritik.

– Kritik sollte auch benennen, was gut ist, an dem, was kritisiert wird. Nichts ist nur schlecht und sei es nur, dass dem Kritisierten die Funktion zufällt, einen Entwicklungsprozess hin zu mehr Klarheit zu fördern.

– Kritik sollte die Erfahrungen anderer Menschen achten und der Kritiker sollte am besten mit eigenen Erfahrungen argumentieren.

– Kritik mit der Absicht, den anderen zu verletzen, zu kränken, ihn fertig zu machen und auszugrenzen, kann nicht für sich in Anspruch nehmen, besser zu sein als das, was kritisiert wird oder der, den man kritisiert.

– Kritik setzt daher auch die Fähigkeit zur Selbstreflexion voraus: Warum regt mich das so auf, was ich kritisiere? Was hat das mit der kritisierten Sache oder der Person, aber was hat das auch mit mir selbst zu tun?

8. Vielleicht provoziert Hellinger deshalb so viele halbinformierte und zur Selbstreflexion nicht bereite Kritiker, weil er immer wieder so dogmatisch und selbstgerecht auftritt. So abgelöst von wissenschaftlichen Diskursen Hellinger durch die Welt reist, so wenig im Kontakt mit der durchaus erleb- und beschreibbaren Empirie von Aufstellungen sind viele Argumentationen seiner Kritiker. Hellingers Spekulationen über Gott und die Welt werden mit ebenso subjektiv willkürlichen und ungeprüften Annahmen über seine Absichten und die psychologischen wie gesellschaftlichen Wirkungen von Aufstellungen im Allgemeinen beantwortet. Hellingers Ausspruch „Besserwisser weigern sich zu wissen" gilt meiner Meinung nach für beide: für Hellinger wie viele seiner empörten Kritiker.

9. Ich sehe meine Position weder darin, Hellinger zu verteidigen, noch aufgeregte und selbstgerechte Kritik an ihm zu unterstützen. Ich sage, was mir an Hellinger

gefällt und was nicht. Ich muss mich nicht von ihm distanzieren, weil ich mich nicht mit ihm identifiziere. Ich habe persönlich für mich sehr positive Erfahrung mit dem Familienstellen gemacht. Ich bin von der Methode angetan, weil sie mir vieles, was ich bisher im Bereich seelischer und zwischenmenschlicher Konflikte nur ansatzweise verstanden habe, klarer werden lässt. Ich bin vom Aufstellen fasziniert, weil es in psychologische Grenzbereiche vordringt und unser traditionelles Verständnis von Raum und Zeit in Frage stellt. Ich halte das Aufstellungsphänomen für eines der großen Rätsel unseres Jahrhunderts, welche die Wissenschaft noch zu lösen hat.

10. Aufstellungen zu leiten ist für mich empirische Forschung. Jede Aufstellung betrachte ich wie ein Experiment, in dem ich meine Hypothesen über seelische und zwischenmenschliche Prozesse testen kann und dabei immer etwas Neues entdecke. Ich habe noch nie in meiner wissenschaftlichen Laufbahn in so kurzer Zeit so verdichtet tiefe Einsichten in psychische Abläufe gewonnen. Ich habe noch nie zuvor eine solche Fülle an Erfahrungen gemacht. Sie alle zu beschreiben und zu veröffentlichen, reicht meine Kapazität bei weitem nicht aus. Aufstellungen mit bestimmten Schwerpunkten (z.B. Psychosen, Trauma, Hyperaktivität ...) sind für mich im Grunde Forschungsprojekte. Ich konnte aus meinen Erfahrungen mit Aufstellungen einen Theorieansatz entwickeln, den ich „systemische Psychotraumatologie" nenne und der eine neuartige, generationsübergreifende Kombination von Bindungs- und Traumatheorie darstellt. Aufstellungen sind für mich die ideale Kombination von Theorie und Praxis. Im praktischen Handeln, einem anderen Menschen in seiner seelischen Not zu begegnen und ihm bei seinem Anliegen zu unterstützen, ergeben sich für mich stets neue Einsichten und Erkenntnisse. Das ist für mich Wissenschaft, weil dieses Vorgehen Wissen schafft. Ich halte diesen Prozess für mich noch lange nicht für abgeschlossen und lade gerne jeden dazu ein, der mithelfen, mitentdecken und mitstudieren will, diesen Weg ein Stück weit zu begleiten. Den anderen, die anderes im Sinn haben, möchte ich gerne mit Hellinger sagen: „Ich sehe deinen Stern und folge dem meinen."

München, im Juni 2003, Prof. Dr. Franz Ruppert

In Zusammenhang mit der in diesem Band dokumentierten Podiumsdiskussion an der Universität München am 4. November 2003 stellte ein User eine Vorankündigung und später die Presseerklärung zu der Veranstaltung ins Forum. Da es auf der Podiumsdiskussion auch und insbesondere um die Umtriebe Franz Rupperts an der Katholischen Stiftungsfachhochschule gehen sollte, wurde das Thema Ruppert wieder virulent:

Podiumsdiskussion Uni München – Yellowshark – 10.9.2003
Vorankündigung: Podiumsdiskussion dreier Münchner Hochschulen über die Methoden und die Weltanschauung Bert Hellingers unter dem Titel: „Niemand kann seinem Schicksal entgehen". Mit Prof. Heiner Keupp (LMU), Prof. Sabine Pan-

kofer (KSFH) und Prof. Klaus Weber (FHM). Gesprächsleitung Colin Goldner (Forum Kritische Psychologie, München). Dienstag, 4. November 2003, 19.00 Uhr im Uni-Hauptgebäude, Geschwister-Scholl-Platz 1, Hörsaal 133

Podiumsdiskussion Uni München – Eberhard – 11.9.2003

Ja, und am 1. April 2004 findet endlich folgende Podiums-Diskussion statt: Über die Methoden und Weltanschauung der Grün-Alternativen: „Fünf DM pro Liter Sprit sind noch zu billig" unter Leitung des Chefredakteurs von *Auto, Motor, Sport* diskutieren Bernd Pischetsrieder (VW), Wendelin Wiedeking (Porsche) und Jürgen Schrempp (DaimlerChrysler). Mit Spannung erwarten wir das Ergebnis dieser hochkarätigen Runde.

Podiumsdiskussion Uni München – a.melanek – 11.9.2003

Ein wirklich seltsames Niveau haben viele der Beiträge hier angenommen, vor allem die eines gewissen „Eberhard". Egal. Wer wissen will, was auf der Podiumsdiskussion an der Universität München erörtert wird, kann ja hingehen. Es steht die Veranstaltung auch Hellinger-Freunden offen, die sich in die Diskussion einbringen können. Schlamm-, Blödsinn- oder Nebelwerferei aus dem Schutz der Anonymität heraus, wie hier in diesem Forum, ist da natürlich nicht möglich. Da muss man dann schon einstehen für das, was man sagt.

Podiumsdiskussion Uni München – Eberhard – 12.9.2003

Ist Dir eigentlich aufgefallen, wer die Schlammschlacht angezettelt hat? Oder bist Du auf dem linken Auge blind? (...) Oder würdest Du eine Veranstaltung zur Terrorismusbekämpfung besuchen, auf der Bush und Rumsfeld unter Leitung von Blair diskutieren? Oder über den „heiligen Krieg" zwischen bin Laden und Hussein unter Leitung von Arafat? Mach Dir lieber Gedanken über das Niveau Deiner politischen Meinungsbildung als über das meiner Beiträge.

Podiumsdiskussion Uni München – a.melanek – 12.9.2003

Ich bin eine der wenigen (...), die von Anfang an unter ihrem vollen eigenen Namen hier im Forum aufgetreten sind. Notorische Schlammwerfer und Blödsinnverbreiter wie „Eberhard" verstecken sich hinter der Anonymität, die das Forum gewährt (...) Wie anzunehmen stand, weiß „Eberhard" auch schon wieder, was bei der Gesprächsrunde an der Uni München rauskommen wird. Genauso wie er auch weiß, was in dem Goldner-Buch steht, ohne es gelesen zu haben.

Podiumsdiskussion Uni München – Christoph – 12.9.2003

Ich lege Wert auf die Feststellung, dass zumindest ich (...) – wenn ich auch kein „Schlammwerfer und Blödsinnverbreiter" bin – hier seit langem nicht nur unter meinem richtigen Namen, sondern sogar unter Nennung meiner Homepage, auf der nicht nur Adresse und Telefon stehen, sondern auch mein Foto zu sehen ist, schreibe. Ich kann meinen Standpunkt – anders als die tatsächlichen Schlamm-

werfer – klar und offen vertreten. Und das selbst dann, wenn ich mich gelegentlich zu einem emotionalen Ausbruch ob des Schwachsinns, der hier geschrieben
wird, und ob des unmöglichen Verhaltens verschiedener Vernichter hinreißen
lasse. Ich stehe dazu! Ideologen, die sich im Verhalten gebärden, als wären sie
„Redskins" und wie sie hier in verschiedener Gewandung auftreten, können mich
nicht schrecken. (...) Angesichts der massiven persönlichen Drohungen, die hier
von den Anmaßenden bereits geäußert wurden – und deren strafrechtliche Prüfung
nach wie vor noch eine Option bleibt –, kann ich nachvollziehen, dass Eberhard
hier nicht alle persönlichen Daten preisgibt. Es ist sein Recht. Er macht auch niemandem hier in den Kaffee und droht niemandem persönlich. Er – im Unterschied
zu anderen – wendet keine strukturelle und psychische Gewalt an. Und die Ge-
walttäter hier – die handeln tatsächlich aus der Deckung heraus. Feige wie He-
ckenschützen.

Podiumsdiskussion Uni München – a.melanek – 12.9.2003
Christoph Schlüter schrieb: Zitat: <u>Angesichts der massiven persönlichen Drohungen, die hier von den Anmaßenden bereits geäußert wurden...</u> Ich habe die einzelnen Seiten dieses Forums, die sich auf Sie, Christoph Schlüter, bzw. Ihre
Beiträge beziehen, nochmal durchgesehen: „massive persönliche Drohungen" gegen Sie kann ich bei bestem Willen nirgends entdecken, noch nicht mal die klein-
ste Drohung. Außer dass mal, und das offenkundig zu Recht, die Frage nach Ihrer
Befugnis zur Ausübung der Heilkunde gestellt wurde.

Podiumsdiskussion Uni München – Yellowshark – 14.9.2003
Aus der Presseerklärung zu o. a. Veranstaltung: (...) Der Skandal um den Universitätsdozenten Ruppert von der Katholischen Stiftungsfachhochschule München
(KSFH), der bekennender Hellingerjünger ist und dem die Hochschulleitung verbieten musste, mit seinen StudentInnen Hellinger-Seminare durchzuführen, ist nur
die Spitze des Eisbergs.

Podiumsdiskussion Uni München – Christoph – 16.9.2003
Yellowshark behauptete hier weiter oben: Zitat: <u>Der Skandal um den Universitätsdozenten Ruppert von der Katholischen Stiftungsfachhochschule München
(KSFH), der bekennender Hellingerjünger ist und dem die Hochschulleitung
verbieten musste, mit seinen StudentInnen Hellinger-Seminare durchzuführen...</u>
Ich habe eine diesbezügliche Stellungnahme eingeholt: Franz Ruppert ist es nicht
verboten worden, Hochschulseminare mit Aufstellungen zu leiten. Er tut das nach
wie vor. Yellowshark lügt hier offenbar in manipulativer Absicht. So weit zu den
Methoden der Vernichter.

Podiumsdiskussion Uni München – Yellowshark – 16.9.2003
Christophs eingeholte Stellungnahme ist nicht ausgewiesen (wann, von wem, welchen Inhalts?). Zudem hat niemand behauptet, Ruppert dürfe keine „Hochschul-

seminare mit Aufstellungen" mehr leiten; vielmehr: er dürfe keine „Hellinger-Seminare" mehr durchführen. Und das ist was je anderes: Das eine sind seine Hochschulveranstaltungen, die der Freiheit von Forschung und Lehre unterliegen, das andere sind Ruppertsche Privatveranstaltungen unter Einbindung von StudentInnen, die er in Räumen der Hochschule durchführte. Letzteres darf er nicht mehr, und nichts anderes wurde mitgeteilt. (...) Wer hier „offenbar in manipulativer Absicht lügt", dürfte klar sein.

Podiumsdiskussion Uni München – Eberhard – 16.9.2003

Ihm (Prof. Ruppert) wurde (laut Y.) untersagt, private Veranstaltungen in Räumen der Hochschule durchzuführen (...). Das Verbot finde ich auch ok, ich würde z. B. auch nicht wollen, dass C. Goldner zusammen mit Prof. Keupp und Prof. Weber in den Räumen der Hochschule unter dem Deckmantel einer Podiumsdiskussion Werbung für ihr Buch machen. Oder dass der Asta politisch einseitige (linksextreme) Propaganda unter dem Deckmantel des Antifaschismus in den Räumen der Hochschule macht.

Podiumsdiskussion Uni München – g_mueller – 16.9.2003

Eberhard schrieb: Zitat: <u>Für mich ist z. B. ein Skandal, wenn in Räumen der Hochschule (...) eine Veranstaltung durchgeführt wird, in der unverhohlen Werbung für ein Buch gemacht werden soll.</u> Woher wissen Sie denn, dass das so sein wird? Dürfen Buchautoren nun nicht mehr einzeln oder gemeinsam auftreten, ohne dass ihnen der Vorwurf gemacht wird, sie wollten bloß und unverhohlen Werbung für ihre Publikationen machen? Zitat: <u>Es wäre z. B. unproblematisch, wenn z. B. Prof. Ruppert auf der einen Seite und Prof. K. Weber auf der anderen Seite sitzen würde und eine neutrale Person die Diskussion leiten würde.</u> (...) Ihrer Logik zufolge hätte es dann auch kein Podiumsgespräch beispielsweise mit B. Hellinger und F. Ruppert an der Stiftungsfachhochschule München geben dürfen (die auch von Steuergeldern getragen wird). Auch keine der zahllosen Veranstaltungen etwa mit Hellinger, Beaumont, Langlotz und Mahr auf dem Podium: Mir ist nicht erinnerlich, dass auf irgendeiner Veranstaltung mit Bert Hellinger oder einem seiner Anhänger je ein Kritiker mit auf dem Podium gesessen wäre. (...) Zitat: <u>Aber das merkwürdige Demokratie-Verständnis von Antifa, Asta, etc. dürfte ja allgemein bekannt sein. Da ist halt Linksaußen normal.</u> (...) Und woher wissen Sie das, dass „linksaußen" normal für ASten sei? Und was heißt das überhaupt? Haben Sie alle ASten (zumindest der BRD) untersucht? Gibt's da nicht zahlreiche RCDS-geführte ASten darunter? Oder ist diese Aussage einfach pure Polemik, die an Ihren eigenen Ansprüchen, die Sie anderweitig hier im Forum formuliert haben („Hat J. Schlee alle Aufsteller untersucht...?" oder so ähnlich) zerschellen muss?

Podiumsdiskussion Uni München – Eberhard – 16.9.2003

Noch jemand mit Logik-Ausblendern. Zu welchem Thema haben sich denn Hellinger et. al. auf dem Podium geäußert? Wahrscheinlich zum Familienstellen „nach Hellinger", oder? Wenn Sie sich zum Weltbild und dem verblendeten Fanatismus von Colin Goldner geäußert hätten, dann hätte ich da auch was dagegen. Ist Ihnen Herr oder Frau Müller ein solcher Unterschied intellektuell zugänglich?

Podiumsdiskussion Uni München – g_mueller – 16.9.2003

Herrn Eberhard: Soll das eine Antwort auf meine drei Fragenkomplexe sein? Ein flegelhaft hingerotzer Anwurf auf einen davon? Ich hätte noch eine vierte Frage: Müssen Ihrer Meinung nach bei einer Podiumsdiskussion über neonazistische Umtriebe (ich verweise auf die geplanten Sprengstoffattentate auf den Bauplatz des jüdischen Zentrums in München) auch Neonazis mit auf dem Podium sitzen? Oder weniger missverständlich: Müssen bei einer Veranstaltung über Vegetarismus auch Metzger zugegen sein? Und umgekehrt?

Podiumsdiskussion Uni München – Eberhard – 16.9.2003

Als flegelhaft ist eher eine Person zu bezeichnen, die sich frech in eine laufende Diskussion einmischt, noch bevor sie den Raum richtig betreten hat, und zwar in einseitiger unsachlicher vorwurfsvoller unterstellender und persönlich angreifender Weise. Die Einhaltung von Sitte und Anstand im Forum einzufordern, indem man dem Gegenüber im allerersten Beitrag an den Hals springt, den man im Forum postet, ist mehr als frech und flegelhaft. Es ist schlicht unverschämt. Ich springe nicht über jedes Ihrer Stöckchen, das sie mir hinhalten, ob Ihnen das nun passt oder nicht. Auch nicht über das vierte Stöckchen, das wohl ein mit Stacheldraht umwickelter Schlagstock war.

Podiumsdiskussion Uni München – g_mueller – 16.9.2003

Herrn Eberhard: Bin ich Ihnen wirklich „an den Hals gesprungen"? Durch das simple Stellen von ein paar, wie ich meine, durchaus diskussionsrelevanten Fragen fühlen Sie sich derart angegriffen? Komisch, vor allem dann, wenn man durchsieht, wie Sie selbst hier austeilen und Andersdenkende beschimpfen.

Podiumsdiskussion Uni München – Egon – 18.9.2003

Hallo Eberhard, da muss ja nicht viel passieren, bis bei dir ne kleine Podiumsveranstaltung zum Skandal wird. Selbst wenn du in allem Recht hättest mit deinen Unterstellungen, kann ich keinen Skandal sehen. Da sitzen auf dem Podium ein paar Leute und die erzählen, was sie von Hellinger und der Hellinger-Szene halten. Das kann so sicherlich nicht so spannend sein, aber da gibts ja noch das Publikum. Jeder darf hingehen und sagen, was er zu all dem meint. Hier wird's schon spannender, möglicherweise gibts auch Tumult, was mir nicht so gut gefallen würde, aber das bleibt abzuwarten. Die Veranstaltung findet in einem Raum der Uni statt. Na, und? Gut, dass öffentliche Räume auch für die Öffentlichkeit zugänglich sind. Also wo ist der Skandal? Deine Aussagen kommen mir doch recht komisch vor.

Du hast was dagegen, dass Hellinger und die anderen „Hellinger-Freunde" eine Podiumsdiskussion zu Weltbild und Fanatismus von Goldner machen? Das nehm ich dir nicht ab! Falls du es doch so meinen solltest, dann empfehle ich dir das Grundgesetz als Bettlektüre: Meinungsfreiheit. Das Problem aus meiner Sicht ist eher: eine Podiumsdiskussion mit beispielsweise Schlee und Hellinger, oder mit Goldner und Nelles kommt deshalb nicht zustande, weil eine Seite mauert. Wenn Hellinger und Nelles nicht mal in der Lage sind, sich zur Kritik zu äußern, werden sie sich wohl kaum in der Lage sehen, sich mit der Kritik auseinanderzusetzen. Gut, Nelles hat ein Buch geschrieben, aber mal wenigstens ein Zitat eines Kritikers reinzusetzen, das traut er sich nicht. Er setzt sich ganz allgemein mit der Kritik auseinander, aber nennt nicht mal die Namen der Kritiker. Als Leser fühlt man sich veräppelt. Manche könnten dieses Verhalten als Skandal bezeichnen, ich gehöre nicht dazu. Denn zur Meinungsfreiheit gehört auch die Freiheit, nichts zu sagen oder nichts Genaues zu sagen oder was zu sagen, aber nur so allgemein, dass keiner was damit anfangen kann.

Podiumsdiskussion Uni München – Christoph – 26.9.2003
Prof. Dr. Franz Ruppert hat mir heute auf Nachfrage Folgendes geschrieben (Auszug):

Zur Sache mit den Räumen an der Hochschule: Ich habe mit der Hochschulleitung vereinbart, meine Fortbildung zum Aufstellen ab dem 1.1.2004 nicht mehr in den Räumen der Hochschule durchzuführen, um eine Situation zu entspannen, aus der die Gegner von Hellinger innerhalb und außerhalb der Hochschule offenbar gerne einen „Skandal" machen möchten.

Ende 2002 hatte Franz Ruppert ein neues Buch vorgelegt (*Verwirrte Seelen: Der verborgene Sinn von Psychosen: Grundzüge einer systemischen Traumatologie*. München: Kösel 2002), das von Klaus Weber, einem der Mitautoren des Goldner et al.-Buches, rezensiert wurde (die Rezension erschien bisher, je leicht redigiert, in *MIZ* [2/03], *Der rechte Rand* [Juli 2003] und *Sozialpsychiatrische Informationen* [4/2003[4]]; auch in seiner Habilitationsschrift [die inzwischen als Buch vorliegt: *Blinde Flecken: Psychologische Blicke auf Faschismus und Rassismus*. Hamburg: Argu-

---

[4] Weber, Klaus: Die Ordnungen der Seele als Ausdruck einer totalitären Psychologie. Zum Buch *Verwirrte Seelen* von Franz Ruppert. in: Sozialpsychiatrische Informationen, 4/2003, S. 42-49 (hier erschien die Rezension in Langform).

ment 2003] stellte Weber auf Rupperts Publikation ab [S. 123f.][5]). Die
Webersche Rezension wurde auch im hellinger.com-Forum erörtert:

Neues Buch von Franz Ruppert: eine Kritik – Klaus Weber – 28.2.2003
Franz Rupperts neues Buch ist unter anderem bereits in der *Frankfurter Rundschau* rezensiert worden. Einen kritischen Leserbrief meinerseits beantwortete
Ruppert mit der Androhung einer Strafanzeige. Soviel zu seiner Art sich wissenschaftlich auseinanderzusetzen. Im Folgenden eine Rezension seines Buches, in
dem er vorgibt, alle Psychosen und Wahnvorstellungen heilen zu können (alle
Zitate mit Seitenzahl ausgewiesen).

Die Ordnung einhalten: Familienaufstellungen als Heilungsversprechen für psychisch Kranke

---

[5]   Die *Süddeutsche Zeitung* schrieb am 17.12.2003 unter dem Titel „Bert Hellinger und die Ehre der Ahnen" (S. 11): „Menschenverachtend, völkisch, antisemitisch: größer könnten die Vorwürfe kaum sein, denen sich ein Viel-
gescholtener jetzt ausgesetzt sieht. Am Pranger steht Bert Hellinger (...). Hellingers Therapieform, das 'Familienaufstellen', beruht laut dem Münchner
Psychologen Klaus Weber auf 'ideologischen Figuren, die direkt an die faschistische Ideologie anknüpfen'. Insbesondere Webers Münchner Professo-
renkollege Franz Ruppert bediene sich dieser Methode 'ohne Reflexion' und
verharmlose den Holocaust, indem er das Leid der Juden geringer einschätze
als die 'Traumafolgen' deutscher Soldaten – so steht es in Webers Habilitationsschrift, gegen deren Verbreitung Ruppert jetzt juristisch vorgeht: Die frag-
lichen Stellen müssten getilgt werden. (...) Der aktuelle Streit entzündete sich
an Rupperts Buch *Verwirrte Seelen*. Der Hellinger-Schüler nennt darin
'Kriegsfolgen' die 'schwersten Traumafolgen'. Weber stört sich daran, dass
Ruppert 'in diesem Zusammenhang Juden als Opfer gar nicht erwähnt, dafür
aber deutsche Soldaten'. Der 'logische Schluss' laute: die psychischen Folgen,
unter denen die Überlebenden des Holocaust litten, seien weniger schlimm als
die Traumata der Täter. Ruppert wehrt sich gegen diese Deutung: Wer auf das
Leid der Soldaten hinweise, relativiere nicht das Leid der Juden. Eine pikante
Note erhält der Streit durch Rupperts Lehrtätigkeit an der Katholischen
Stiftungsfachhochschule. In deren Räumen veranstaltet Ruppert seine 'Aufstellungen'. Es ist höchste Zeit, dass die Methoden und Anschauungen Hellingers sachlich diskutiert werden. Die Münchner Fehde könnte der Beginn
einer dringend notwendigen Aufklärung sein." (akis) [Dass die Methoden und
Anschauungen Hellingers längst sachlich diskutiert werden, scheint der *Süd-
deutschen Zeitung* entgangen zu sein. Oder aber: man nutzte die letzte
Chance, um auf die Seite der Kritiker überzuwechseln, nachdem man bislang
Hellinger und insbesondere seine Münchner Schülerin Kristine Erb-Alex mit
völlig unkritischen Beiträgen hofiert hatte.]

Franz Ruppert ist Psychologieprofessor an der Katholischen Stiftungsfachhochschule in München und bildet dort SozialarbeiterInnen aus. Er unternimmt in seinem neuesten Buch den Versuch, Menschen mit schwersten psychischen Problemen verstehen zu wollen. Das Neue an Rupperts Buch ist im Gegensatz zu den Ausführungen seines Lehrers Bert Hellinger, dass er erstens versucht, seine mit Aufstellungen gemachten Erfahrungen in eine Theorie psychischer Störungen und ihrer Heilung umzuarbeiten und zweitens in diesem Rahmen eine eindeutige Erklärung für die Verursachung psychischer Störungen gibt. Es ist nicht erstaunlich, dass Ruppert die seit Jahrhunderten unternommenen psychiatrischen Versuche, Psychosen zu erklären und sie zu therapieren, als „Misserfolge" (S. 12) beschreibt. Erstaunlich ist, dass er die anti- und sozialpsychiatrischen Versuche, psychisch kranke Menschen in ihrer Gewordenheit und Einzigartigkeit zu verstehen, als „gutmeinende Parteinahme für die seelisch Leidenden" (S. 14) verharmlost und ihnen unterstellt, sie hätten theoretisch nur Begrifflichkeiten anzubieten wie „'abweichendes Verhalten', 'Benachteiligung' oder 'Stress'" (ebd.), welche keinesfalls adäquat seien, „um die Entstehungsgründe von Verfolgungswahn und Manie wirklich zu begreifen" (ebd.). Zu dieser vorsätzlich falschen Darstellung psychiatriekritischer Konzepte gehört auch Rupperts Ignoranz gegenüber diesen Ansätzen, die durchaus erfolgreich daran beteiligt sind, dass Menschen mit psychischen Problemen heute weniger hospitalisiert und diskriminiert werden. Der Angriff auf medizinisch orientierte Psychiatrie sowie auf alternative Ansätze beinhaltet den Vorwurf, diese würden keine Heilung bewirken. Was die sozial- und gemeindepsychiatrischen Theorien und Praxiskonzepte betrifft, so hat Ruppert sicher recht: Heilung in seinem Sinne ist deren Anliegen nicht; vielmehr kommt es ihnen auf die Begleitung verwirrter Menschen an, die im besten Falle dazu führen kann, dass diese die Hintergründe und die biografischen Anlässe ihrer Verwirrungen besser verstehen lernen, um ihnen nicht mehr ausgeliefert zu sein. Ruppert behauptet von seiner vorgelegten Schrift, sie würde eine „zutreffende Theorie über die Entstehung von Verfolgungswahn, Manie und wahnhafter Depression" (S. 16) entwickeln und „auf der Basis dieser Theorie [sei] ein gezieltes therapeutischen Handeln möglich" (S. 466). Am erstaunlichsten ist für die LeserInnen, dass das „komplizierte Rätsel" (S. 465), als welches Ruppert den Wahnsinn bezeichnet, eine „einfache Lösung" (S. 466) hat: „So dramatisch die Erscheinungsformen von Psychosen sind und so sehr sie die Betroffenen quälen und ihre Angehörigen belasten, so banal ist nach meiner Überzeugung ihre ursächliche Erklärung und Therapie" (ebd.). Die theoretische Einsicht Rupperts besteht darin, dass alle psychischen Traumata „letztlich nur durch Liebe geheilt" (ebd.) werden. Diese Einfachheit seiner Erklärung ist nicht der Realität geschuldet, sondern lediglich seiner Konstruktion einer Realität, die weder Widersprüche noch komplexe Problemlagen kennt.

Aufstellen heilt: Stellt sich die Frage, welche Erklärung Ruppert für psychische Störungen hat und wie er behaupten kann, durch seine Art therapeutischen Handels könne man Betroffenen so helfen, „dass sich die seelische Verwirrung in ihnen und in ihrem Familiensystem so weit auflöst, dass sie wieder ein normales Leben führen können" (S. 466). Er ist davon überzeugt, die Methode der Familienaufstellung nach Hellinger könne „schwerste seelische Konflikte transparent machen" (S. 290). Kritik an der Hellingerschen Art von Aufstellungen, wie sie bspw. in einer Stellungnahme der Systemischen Gesellschaft bekundet werden, tut Ruppert mit Bezug auf selbst gemachte Erfahrungen ab, die sich die Kritiker weigern würden zu machen. Er behauptet, in seinen Aufstellungen sei für diejenigen, die Augen und Ohren nicht verschließen würden, die Wirklichkeit zu erfahren (S. 290). Ruppert geht in seinen Aufstellungen nicht nur soweit, mehr als 50 Personen daran teilnehmen zu lassen und sie ohne kritische Reflexion zu beenden; er stellt neben Personen auch „abstrakte seelische Größen" (S. 291) wie Ängste, Süchte oder auch „Neurodermitis" (ebd.) oder die Familie Adolf Hitlers auf (S. 413/414). Bei seiner therapeutischen Arbeit mit Ludwig, einem unter Druck stehenden Menschen, lässt Ruppert die Familie Ludwigs und den vom Onkel erschossenen Juden aufstellen. Ohne sich auch nur seines Zynismus bewusst zu werden, schreibt Ruppert über das erfahrene Verhältnis der aufgestellten Personen zueinander: „Die Fronten zwischen dem ermordeten jüdischen Besitzer der Hofstelle und Ludwigs Onkel und seinem Vater waren völlig verhärtet" (S. 347). Ludwigs „Heilung" kam nun dadurch zustande, weil Ruppert die Idee hatte, Adolf Hitler und das deutsche Volk aufzustellen und Ruppert „jemand aus Ludwigs Familie aufforderte, sich vor dem persönlichen Schicksal Adolf Hitlers zu verneigen. Dadurch löste sich die unversöhnliche Konfrontation zwischen Adolf Hitler und dem jüdischen Mann auf" (S. 348), anschließend verneigte sich das deutsche Volk noch vor dem Schicksal des Juden. Ludwig verneigte sich dann vor seinem Mörderonkel und seinem Vater und „konnte dann auch dem jüdischen Mann mit Liebe in die Augen blicken" (ebd.).

Missbrauch der Opfer: Ruppert arbeitet ideologisch an der Entmündigung von Subjekten und an der Herstellung von Individuen, die sich freiwillig den Verhältnissen, seien sie auch noch so ungerecht und menschenverachtend, unterordnen. Dass diese theoretische Haltung auch Folgen für die Darstellung des deutschen Faschismus hat, soll im Folgenden gezeigt werden. Ruppert widmet Adolf Hitler und der Erklärung dessen persönlichen Schicksals mehr als 30 Seiten. Eingebettet ist diese Individualisierung des deutschen Faschismus in verharmlosende und die Deutschen ent-schuldende Floskeln zur Nazi-Zeit. So reiht Ruppert unter diejenigen, die durch „das menschenverachtende Regime Hitlers und seiner Helfershelfer" (S. 252) verwirrt wurden, „Täter- wie Opferfamilien, in denen wir die Auswirkungen der schrecklichen Vergangenheit an den Verwirrtheitssymptomen der später Geborenen ablesen können" (ebd.). Was Ruppert in seinen Ausführungen zum deutschen Faschismus betreibt, ist das, was als Missbrauch der Opfer bezeichnet werden kann. Rücksichtslos und sie auf eine Stufe mit den Tätern stellend beutet Ruppert die Erfahrungen von Opfern des Faschismus dafür aus, um seine Theorien der familiär bedingten Traumatisierungen sowie der Ordnungssysteme, deren Verlassen psychisch krank mache, zu stützen. Mit der Funktionalisierung der Opfer-Erfahrungen für die eigene Theorie korrespondiert die permanente Entlastung der deutschen Täter. Die deutschen Soldaten und deren Leiden hebt er besonders hervor: „Kriegsfolgen sind die schwersten Traumafolgen. Selbst die Gruppe der Kriegsgewinner zahlt einen horrenden Preis an körperlichen, seelischen und wirtschaftlichen Schäden" (ebd.). Nicht nur, dass Ruppert über die Kategorie des Leids und der seelischen Verletzungen Opfer- und Täterhandlungen auf eine Stufe stellt. Darüber hinaus vergisst er über seine Thematisierung des Kriegs diejenigen, die gar nicht im Kriegszustand mit dem Deutschen Reich standen: die Juden. Das von ihnen Erlittene wird von Ruppert schlicht und einfach übergangen.

Ordnungen der Seele: Aufgabe der Familienseele (wie auch der Sippenseele und der Volksseele etc.) sei es, das „Nicht-Dazugehörende abzugrenzen" (S. 64) und Getrenntes zu verbinden. Verstoßen die Individuen gegen die Regeln der Ordnungen von Familie, Sippe oder Nation, so führe dies zu schwersten Störungen, die wiederum in Gewalt, Kriegen, Kreuzzügen und Terror endeten. Dass mit solcherart Theorie gesellschaftliche Verhältnisse – die mit dazu beitragen, dass Menschen psychisch krank werden – gerechtfertigt werden, ist einer der Skandale dieses Buchs. Ein weiterer ist die Art und Weise, wie Ruppert seine Theorie der gestörten Familienbindungen beweist: Lediglich durch sein Erfahrungswissen belegt Ruppert mit verschiedenen Praxisbeispielen seine Trauma-Typologie. So schlägt er zum Verständnis der seelischen Verwirrungen „vier Arten von Trauma" (S. 130) vor, ohne auch nur ansatzweise zu erklären, wieso er diese vier und nicht etwa drei oder fünf Trauma-Arten nennt: „existenzielle Traumen, Verlusttraumen, Bindungstraumen, Bindungssystemtraumen" (ebd.). Diesen Trauma-Arten weist er jeweils gewisse Symptomgruppen zu; z. B. folgen aus existenziellen Traumata massive Ängste oder Zwangshandlungen, aus Bindungssystemtraumata Schizophrenien und Psychosen. Der zentrale Begriff in Rupperts Kategorisierung ist dabei die Seele, vor allem die Familienseele. Die Störung dieser Familienseele durch Abtreibungen, Morde, Selbstmorde oder „untergeschobene Kinder" (S. 178) zeitigt schreckliche Folgen und zwar für alle Angehörigen der Familienseele. Anschließend an die Behauptung, die je individuelle Seele sei eine Erfahrungstatsache, wird der Seelenbegriff erweitert: Die Seele sei nicht nur etwas Individuelles, sondern sie sei auch „als etwas erfahrbar, das über den einzelnen Menschen hinausreicht" (S. 61). Wie belegt der Autor diese Behauptung? Auch hier findet man lediglich Rupperts Erfahrung wieder: Die Arbeit mit Familienaufstellungen sei es, die eine „Familienseele" (S. 62) erfahrbar mache; man könne es „unmittelbar sehen und spüren, wie die Mitglieder einer Familie seelisch miteinander verbunden sind" (S. 61). Doch diese erfahrbare Familienseele reicht bei weitem nicht aus, das zu beschreiben, was größere Verbände als die Familie erfahrbar werden lassen. Ruppert nennt dazu die Sippenseele, die Clanseele, die Stammesseele, die Volksseele und die Nationenseele. Nachdem die Seele nun zu einer überirdischen Einheit geworden ist, wird sie im nächsten Schritt wieder verdinglicht und als handelnde Einheit konstruiert: „Sie wächst und entfaltet sich";

durch schlimme Erfahrungen wird sie vorsichtig; widersprüchliche Anforderungen können die Seele sogar „in Verwirrung stürzen" (S. 63/64). Diese Umarbeitung der Seele zu einem handlungsfähigen Subjekt hat zur Folge, dass der Mensch als Subjekt sich gegenüber seinem Seelenleben hilflos und handlungsunfähig fühlen muss. Nicht er bestimmt über seine Handlungen; vielmehr gibt es in Rupperts Subjektkonstruktion Rahmenbedingungen und Ordnungen, die das Individuum eindeutig in seinen Handlungen festlegen. Die Seele ist dabei der Hebel, über den sich die Regeln und Ordnungen im Subjekt verankern. Die Seele „bewegt das, was sie umfasst, im Rahmen einer Ordnung" (S. 62). Grundsätzlich geht es Ruppert also darum zu beweisen, dass es Pflicht der Individuen sei, die Ordnungen, in die sie hineingeboren sind, anzunehmen, weil jedes Ausscheren aus diesen Ordnung zu Verwirrungen führe: „Auch das, was nicht ist und gelebt wird, muss seelisch bewältigt und als besonderes Schicksal angenommen werden. Kinder zu haben ist in diesem Sinne ebenso etwas Schicksalhaftes wie die Tatsache, keine eigenen Kinder zu haben. Wer seinem Schicksal zustimmt, so wie es ist, und es nicht für besser oder schlechter als ein anderes Schicksal bewertet, ist frei, sein eigenes Leben zu verwirklichen" (S. 186). Für psychisch Kranke bedeutet dies, ihre biografischen Traumatisierungen zu akzeptieren und die krankmachenden Verhältnisse zu bejahen.

Neues Buch von Franz Ruppert: eine Kritik – Christoph – 2.3.2003

Bei der Einschätzung des Familienstellens und auch dieses Buches ist es zur Erkenntnis nach meiner Erfahrung notwendig, sich der Methode selbst auszusetzen. „Von außen" auf einer rein theoretischen Ebene und jener der persönlichen Wertvorstellungen wird man sie nie verstehen und kompetent beurteilen können. Die Seele kümmert sich in ihren Wirkungen nicht darum, was wir gern nach unseren Werten hätten. Das habe ich selbst erfahren. Der Wert erschließt sich aus der konkreten Wirkung.

Neues Buch von Franz Ruppert: eine Kritik – Klaus Weber – 3.3.2003

Christoph, Ihr Argument, man müsse bei einer Aufstellung dabei gewesen sein, um sie analysieren und sie beurteilen zu können, ist von der Logik her nichts Neues. Meine Kriegs-Großväter meinten mir ebenfalls sagen zu müssen, ich könne nicht gegen Krieg sein, ich hätte ja noch keinen mitgemacht. Merken Sie, wie zirkulär das Ganze ist? Wissenschaftlich betrachtet ist es ein Wahnsystem. Aber da kann Ihnen sicher Franz Ruppert weiterhelfen: er heilt ja jeden Wahn...

Zur Kritik von / an Wilfried Nelles

Als einziger unter den Wortführern des Hellinger-Instituts – sieht man von dem eilig wieder zurückgezogenen Statement Franz Rupperts und den oben erwähnten Kurzvermerken Jakob Robert Schneiders und Reinhard Baußens ab – hat der Freiburger Familienaufsteller Wilfried Nelles zu der bei Goldner et al. vorgetragenen Kritik öffentlich Stellung bezogen. Er tat dies in Gestalt eines eigenen Büchleins, das unter dem Titel *Das Hellinger-Prinzip: Informationen und Klärungen* im Juli 2003 im Herder-Verlag, Freiburg, erschien.

Anti-Anti-Hellinger-Buch von W. Nelles – Tina – 24.9.2003

Angekündigt und beworben wurde das Büchlein von Wilfried Nelles als „Gegenbuch" zu dem Anfang 2003 erschienenen Hellinger-kritischen Sammelband *Der Wille zum Schicksal* (Ueberreuter, Wien), herausgegeben von Colin Goldner. Herausgekommen ist das, was man sich von einem getreuen Gefolgsmann des Bert Hellinger erwartet (...). Die angekündigte Auseinandersetzung mit der vorgebrachten Kritik findet auf keiner Seite statt.

Anti-Anti-Hellinger-Buch von W. Nelles – Egon – 24.9.2003

Nelles bringt kein einziges wörtliches Zitat, nennt keine einzige Seitenzahl, wo man was nachlesen kann, nennt keinen einzigen Kritiker mit Namen (möglicherweise hab ich eine Ausnahme übersehen), bringt keine einzige Argumentationskette in indirekter Rede... Das Literaturverzeichnis nennt keinen einzigen Titel eines Kritikers, nicht mal den Titel *Wille zum Schicksal*...

Anti-Anti-Hellinger-Buch von W. Nelles – Eberhard – 25.9.2003

Was wollt Ihr eigentlich, Ihr Pharisäer? Erst beschwert Ihr Euch, dass sich niemand auf das Goldner-Buch hin äußert, und nun kritisiert Ihr, dass er sich nicht der Goldnerschen Polemik anschließt, sondern dagegen hält (auf seine Weise). a) Wer nicht gegen Hellinger ist, muss für ihn sein und ist daher immer im Unrecht. b) Goldner denkt und handelt wissenschaftlich und vernünftig, also muss jeder wissenschaftlich und gebildete Mensch für Goldner sein und muss daher gegen Hellinger sein. Wer dies nicht ist, denkt und handelt weder wissenschaftlich noch vernünftig.

Anti-Anti-Hellinger-Buch von W. Nelles – Egon – 25.9.2003

Hallo Eberhard, ich kritisiere an Nelles nicht, dass er Hellinger verteidigt oder dass er Goldner angreift, es geht mir um das wie. Ich fordere nicht, dass Nelles sich der Goldner-Sicht anschließt, sondern dass er übliche Standards einhält. Ein solcher Standard ist, dass man wenigstens sagt, was man kritisiert. Das kann oder will Nelles nicht. Der Anspruch des Buches von Nelles ist im Untertitel formuliert: *Das Hellinger-Prinzip. Informationen und Klärungen*. Informationen und Klärungen zur Hellinger-Kritik kann ich im Buch nicht finden, da die Kritik gar nicht wahrgenommen wird. Auf der Seite http://www.hellinger.com/mediashop/ themen/weiterbildung.shtml heißt es zum Buch: „Das Buch richtet sich zunächst an Interessenten der Aufstellungsarbeit, die durch die kritische bis teilweise herabsetzende Hellinger-Rezeption in der Öffentlichkeit verunsichert sind. In der ihm eigenen Verbindung von lockerem Erzählstil und großer analytischer Klarheit liefert Wilfried Nelles eine kompakte Einführung in die wichtigsten Themen der Aufstellungsarbeit, räumt Irrtümer und Missverständnisse aus, zeigt, wo Fallen und Gefahren liegen, und beschreibt die Entwicklung der Arbeit von den Anfängen bis zu Hellingers neuer Seelenarbeit." Wie man zu dieser Einschätzung kommen kann, ist mir schleierhaft.

Auch zu dem kritischen Hellinger-Dossier in *Die Zeit*[6] vom 21.8.2003 nahm Nelles Stellung: Unter der Überschrift „Die Meinungsmacher" stellte er folgenden Text auf die Seite des virtuellen Hellinger-Instituts. Versehen mit der offenbar ironisch gemeinten Überschrift „So reagieren also die Hellinger-Anhänger..." wurde die Nelles-Replik auch in das hellinger.com-Forum übertragen (von einem User, der sich, besonders witzig, des Nicknamens „Dalai Goldner" bediente). Hier eine erheblich gekürzte Fassung:[7]

So reagieren also die Hellinger-Anhänger... – Dalai Goldner – 29.9.2003
Zum Dossier „Da sitzt das kalte Herz!" über Bert Hellinger und das Familien-Stellen in *Die Zeit* vom 21.8.2003.

Die Meinungsmacher – Von Wilfried Nelles

Das Volk hat abgestimmt: Das von Bert Hellinger entwickelte Familien-Stellen ist die erfolgreichste, am meisten nachgefragte und damit – in den Augen der Nachfrager – beste Beratungs- und Therapiemethode, die derzeit für Menschen, die Hilfe benötigen, im Angebot ist. Kritiker – Journalisten, der eine oder andere weniger erfolgreiche Kollege – und von ihnen bemühte „Experten" – wiederum zumeist weniger erfolgreiche Kollegen – sehen dies anders: Hellinger sei ein dubioser Heilsbringer und das Familien-Stellen eine mal ineffektive, auf Einbildung basierende, mal gefährliche Therapiemethode. Was denn nun?
    Nun hat *Die Zeit* hat in ihrem „Dossier" (Nr. 35 vom 21. August 2003) dem bereits durch einen Fernsehbeitrag einschlägig ausgewiesenen Hellinger-Kritiker Martin Buchholz Gelegenheit gegeben, sein (Besser-)Wissen auf drei Seiten auszubreiten. Ich möchte hier weder den Anspruch stellen, über die Wahrheit zu verfügen, noch breite Zustimmung als alleinige Legitimation für das Familienstellen reklamieren. Ich halte es aber für angebracht, einmal Form bzw. Art und Weise dieser Kritik zu untersuchen. Denn nicht erst seit Rudi Völlers „Ausraster" im Fernsehstudio, der für einen Moment wirkliches und gutes Reality-TV hervorbrachte, ist klar, dass Kritik in Deutschland häufig eine Form annimmt, die da-

---

[6]   Buchholz, Martin: Da sitzt das kalte Herz! (Dossier) In: DIE ZEIT, Nr. 35, 21.8.2003, S. 11f. (http://zeus.zeit.de/text/2003/35/Hellinger-Haupttext.

[7]   Der vollständige Text findet sich unter: http://www.hellinger.com/deutsch/ virtuelles_institut/kontroversen/ die_meinungsmacher.shtml

nach trachtet, die Mutigen und Erfolgreichen, die sich aus dem Mittelmaß erheben, zur Strecke zu bringen – manchmal, nachdem man sie zuvor in den Himmel gehoben hat.

Zunächst einmal zu den Fakten: Das Familien-Stellen ist die erfolgreichste Therapiemethode der letzten Dekade, Bert Hellinger der weltweit bekannteste und – wahrscheinlich – zur Zeit meist gelesene Therapeut. Der Erfolg ist ablesbar an der Auflage seiner Bücher (und der Bücher anderer Therapeuten über das Familien-Stellen), die die Millionengrenze überschritten hat, an deren Übersetzung in fast alle europäischen Sprachen sowie ins Chinesische, Japanische, Koreanische und andere außereuropäische Sprachen, an der Zahl der Therapeuten und anderer Berater, die die Methode inzwischen anbieten, sowie an der Zahl der Kurse und der Teilnehmer, die diese Kurse besuchen und weiter empfehlen. Dies sind einige äußere Merkmale, die nicht bestritten werden. Sie sind zugegeben rein quantitativ.

Aber in einer Gesellschaft, die sowohl am Markt wie in der Politik durch die – rein quantitative – Kaufentscheidung oder Stimmabgabe gesteuert wird, sollte dies zumindest als Anzeichen gewertet werden, dass an der Sache etwas dran sein könnte, dass eine Leistung, die so stark nachgefragt wird, eine gewisse Qualität enthalten könnte. Tut es aber nicht. Im Gegenteil: Der große Erfolg des Familienstellens wird umstandslos als Indiz gewertet, dass hier etwas nicht mit rechten Dingen zugeht, und die Nachfrage und Zufriedenheit der Klienten als deren Dummheit, Harmoniesucht und Verführbarkeit. Dabei bedient man sich schamlos teils plumper, teils raffinierter Manipulationstechniken – und tut damit genau das, was man Hellinger und seinen Kollegen vorwirft. [...]

Was hat Herr Buchholz also inhaltlich zu bieten? Zunächst einmal unterteilt er in „Jünger" und „Experten". Damit unterstellt er, dass die Therapeuten, die sich, oft nach langer innerer Auseinandersetzung, für die Praktizierung der Hellinger-Methode entschieden haben, keine Experten seien. Dies ist schlicht falsch: Die psychologische, pädagogische und soziologische Sachkompetenz unter den Familienstellern ist mindestens so groß wie die der sog. „Experten". Eine Handvoll Kritiker werden zu Experten stilisiert, während 2000 Familiensteller, von denen zumindest einige hundert auch vorher sehr erfolgreich und reputiert waren, als eifernde Jünger abgewertet werden. [...]

Natürlich ist es [= Problemlösung durch Aufstellungen nach Hellinger, N.F.] wissenschaftlich nicht erwiesen, aber dann muss man auch dazu sagen, dass solche direkten Wirkungszuschreibungen wissenschaftlich – das gilt für jede Therapie – kaum nachweisbar sind. Den Betroffenen freilich ist dies egal. Sie wissen es besser und schicken ihre Kinder oder Geschwister oder Eltern oder Freunde zum Familien-Stellen. Sind die alle blöde? Sind auch die Ärzte, Heilpraktiker und niedergelassenen Psychotherapeuten alle von Sinnen, die ihren Patienten eine Familienaufstellung empfehlen? [...]

Das perfideste Stilmittel von Martin Buchholz ist die unterschwellige Suggestion. Da sie fast in jedem Satz auftaucht, aber nie explizit etwas behauptet, sondern lediglich durch sprachliche Mittel suggeriert, ist sie nur nachweisbar, indem man den gesamten Artikel wiederholt und die Suggestivwörter und suggestiven Bezüge unterstreicht. Ich kann daher nur andeuten, wie es funktioniert. So schreibt Buchholz über Hellinger: „Auf seinem schütteren weißen Haarkranz liegt das grelle Scheinwerferlicht" (will sich da jemand als Heiliger ins Licht setzen?); Hellinger, erkennt Buchholz mit unfehlbarem Durchblick, spricht „wie einer, der jedes seiner Worte genießt" (ein narzistischer Selbstdarsteller also); er sagt auch nicht etwas, sondern er „verkündet". Seine Therapiemethode ist anscheinend auch nicht offen in Erscheinung getreten (trotz der zig Bücher in hunderttausendfacher Auflage), sondern hat, so Buchholz, „den Psychomarkt schleichend, aber stetig unterwandert (was einfach Quatsch ist, aber eben subversiv wirkt, wie es sich für Sekten gehört). Das Interview mit Hellinger bewertet Buchholz als „Audienz", weil „Hellinger seine Erkenntnisse nicht diskutiert", sondern nur „die Gunst gewährt, sie mitzuteilen" (wieder wird der Guru suggeriert) – als sei ein Interview je etwas anderes als das Stellen und die Beantwortung von Fragen (die Hellinger alle ausführlich beantwortet hat). Und so weiter.

Ähnlich die sublimen Konnotationen bei der Wiedergabe der Erfahrung von Kursteilnehmer: Da wird doch tatsächlich von „aufgeklärten Bürgern" „ernsthaft behauptet, die Familienaufstellung habe ihr Leben verändert" (sie hat dies, wie Buchholz anscheinend weiß, natürlich nicht – wer ist hier eigentlich der allwissende Guru?). Bei Buchholz haben „Tausende von Hilfesuchenden" eine Aufstellung nicht „als heilsam erlebt", sondern sie „wollen" sie „als heilsam erlebt haben". So geht das durch den ganzen Artikel – hier ein anzügliches Attribut, dort ein Konjunktiv, ein rhetorisches Fragezeichen, ein „Man sagt" oder Ähnliches. Hier werden alle journalistischen Regeln, die ich selbst als studentischer Aushilfsreporter einmal eingebläut bekommen habe, mit Füßen getreten. [...]

Der Autor Dr. Wilfried Nelles ist Sozialwissenschaftler, Systemtherapeut, Familien-Steller und Autor der Bücher *Liebe, die löst. Einsichten aus dem Familien-Stellen* (Carl-Auer-Systeme Verlag, 2002) und *Das Hellinger-Prinzip. Klärungen und Informationen* (Verlag Herder, 2003)

Im www.hellinger.com-Forum wurde der Nelles-Beitrag u. a. wie folgt kommentiert:

So reagieren also die Hellinger-Anhänger... – a.melanek – 29.9.2003
Ob und wie „die" Hellinger-Anhänger reagieren, weiß niemand. Der einzige, der was öffentlich sagt, ist Wilfried Nelles, man weiß also bestenfalls, wie er reagiert. Auch in seiner Reaktion auf den Beitrag in *Die Zeit* tut Nelles nicht viel anderes, als das, was er in seinem Büchlein getan hat, das eine Reaktion auf das Goldner-Buch darstellen soll: Er führt in keiner Zeile eine Auseinandersetzung mit den Inhalten der vorgetragenen Kritik. Vielmehr macht er sich an unerheblichen Formalia fest, an persönlichen Anwürfen gegen den Autor, an irgendwelchen Nebenaspekten und bewegt sich im Übrigen auf einer Art selbstkonstruierter

Metaebene, von wo aus er irgendwelche „Suggestionen" entschlüsselt, die irgendwo versteckt sein sollen. Zu den Inhalten selbst kein Wort. Und warum das alles? Wohl weil den Inhalten der Kritik nichts entgegenzusetzen ist. Auch bei der Kritik an Sekten-Guru Bhagwan Osho Rajneesh, dem Nelles dem Vernehmen nach als „Swami Amano Wilfried" anhängt, bediente man sich dieser Strategie. Für einen Sozialwissenschaftler ist derlei ziemlich mager.

So reagieren also die Hellinger-Anhänger... – Egon – 30.9.2003

Nelles hat Folgendes geschrieben: Zitat: <u>Zunächst einmal zu den Fakten: Das Familien-Stellen ist die erfolgreichste Therapiemethode der letzten Dekade, Bert Hellinger der weltweit bekannteste und – wahrscheinlich – zur Zeit meist gelesene Therapeut.</u>

Hellinger hat Folgendes geschrieben: „Auch wenn das Familien-Stellen offensichtlich bei vielen psychotherapeutischen oder medizinischen Problemen hilft, ist es deswegen noch keine Psychotherapie oder Krankenbehandlung." (http://www. hellinger.com/deutsch/virtuelles_institut/grundlagen_voraussetzungen/familienstellen_standortbestimmung_2003_05.shtml) (...)

Frage an Nelles: Wie kann irgendjemand eine Therapie für die erfolgreichste halten, wenn sie keine Therapie ist...?

Nelles hat Folgendes geschrieben: Zitat: <u>Bert Hellinger der weltweit bekannteste und – wahrscheinlich – zur Zeit meist gelesene Therapeut.</u>

Frage an Nelles: Wie kann ich erkennen, dass Hellinger bekannter ist als andere Therapeuten? Woran kann ich merken, dass er aktuell häufiger gelesen wird, als Sigmund Freud, Erich Fromm, Eric Berne ...?

Nelles hat Folgendes geschrieben: Zitat: <u>Der große Erfolg des Familienstellens wird umstandslos als Indiz gewertet, dass hier etwas nicht mit rechten Dingen zugeht, und die Nachfrage und Zufriedenheit der Klienten als deren Dummheit, Harmoniesucht und Verführbarkeit.</u> Zum Zeit-Aufsatz von Martin Buchholz: Der Erfolg wird nicht bestritten. Der Erfolg ist kein Indiz für was anderes. Die Indizien sind wiedergegebene Beobachtungen aus Hellinger-Aufstellungen und Aufstellungen „nach Bert-Hellinger". Bitte an Nelles: Belegen Sie doch Ihre Behauptungen. Nennen Sie die Autoren, Textstellen und Seitenzahlen.

So reagieren also die Hellinger-Anhänger... – Dalai Goldner – 30.9.2003

@Egon (...) muss eine Behauptung belegbar sein, damit Sie diese glauben können? und wenn sie belegt werden kann, ist sie dann wahr? Weshalb sind für Sie die persönlichen Eindrücke und Vermutungen (egal ob belegt oder nicht) der Kritiker richtig und die von Herrn Nelles falsch? Da Sie nicht an Gott und das Wunder der Schöpfung glauben, sondern den rationalen Menschen als Gott-Ersatz an die Spitze der Welt stellen, erübrigt sich die weitere Diskussion. Aus dem gleichen Grund erübrigt sich eine Podiumsdiskussion zwischen Herrn Colin Goldner und Herrn Bert Hellinger. Die dumm-dreiste Frage von Herrn Colin Goldner, ob ein zum Christentum konvertierter Buddhist nun wiedergeboren wird oder nicht, zeigt, dass dieser Mann seine Pubertät noch nicht abgeschlossen hat. Er ist leider ein weiterer Beweis, dass anti-autoritäre Erziehung seelisch-geistige Krüppel produziert, denen im Wesentlichen das Herz fehlt. (...) Gott schert sich nicht darum, ob Herr Colin Goldner an ihn glaubt oder nicht. Allerdings ist Gott auch großzügiger als ich, ich ließe die Sonne nicht über Herrn Colin Goldner scheinen. Zumindest scheint sie nicht in seinem Herzen und das ist Strafe genug.

So reagieren also die Hellinger-Anhänger... – a.melanek – 30.9.2003

@DL: ein paar Antworten in Kürze, so dass Ihr Nonsens nicht einfach so im Raume stehen bleibt: Zitat: <u>muss eine Behauptung belegbar sein, damit Sie diese glauben können?</u> Nein, aber es hilft. Im Übrigen muss eine Behauptung einigermaßen plausibel sein, dass ich mich überhaupt damit befasse. Ansonsten ja, Belege (Außerirdische im Vorgarten...). Zitat: <u>und wenn sie belegt werden kann, ist sie dann wahr?</u> Eine theologische Frage, außerhalb meiner Beurteilungsmöglichkeit. Popper lesen! Zitat: <u>Weshalb sind für Sie die persönlichen Eindrücke und Vermutungen (egal ob belegt oder nicht) der Kritiker richtig und die von Herrn Nelles falsch?</u> Der Umstand beispielsweise, dass die meisten Hellinger-Therapeuten über keine rechtliche Zulassung zur Ausübung der Heilkunde verfügen, auch Hellinger selbst und Nelles nicht, ist kein „Eindruck" sondern (Straf-)Tatbestand. Zitat: <u>Da Sie nicht an Gott und das Wunder der Schöpfung glauben, sondern den rationalen Menschen als Gott-Ersatz an die Spitze der Welt stellen, erübrigt sich die weitere Diskussion.</u> Unabhängig davon, ob Ihre Behauptung über Egon stimmt: Da fängt's meines Erachtens erst an. (...)

Zitat: <u>Die dumm-dreiste Frage von Herrn Colin Goldner, ob ein zum Christentum konvertierter Buddhist nun wiedergeboren wird oder nicht, zeigt, dass dieser Mann seine Pubertät noch nicht abgeschlossen hat. Er ist leider ein weiterer Beweis, dass anti-autoritäre Erziehung seelisch-geistige Krüppel produziert, denen im Wesentlichen das Herz fehlt.</u> Ich finde die Frage hochintelligent, es ersparte dem gläubigen Buddhisten, auch dem Hindu, die endlosen und ewig leidvollen Kreisläufe im Samsara, wenn er einfach zum Christentum konvertierte. Ein Leben, fertig, schon ist man am Ziel. Gibt's denn eine theologische Antwort auf diese Frage, buddhistisch oder christlich? Antiautoritär denkende Menschen kommen halt auf Fragen, die autoritären Charakteren „dumm-dreist" erscheinen müssen. Eine Antwort ist derlei platte Diffamierung natürlich nicht. Ebensowenig der Anwurf des „seelisch-geistigen Krüppels", der mir allein von seiner Diktion her untragbar scheint. Aus dem Wörterbuch des Unmenschen. Und Sie reden von „Herzensbildung"??? Zitat: <u>Gott schert sich nicht darum, ob Herr Colin Goldner an ihn glaubt oder nicht. Allerdings ist Gott auch großzügiger als ich, ich ließe die Sonne nicht über Herrn Colin Goldner scheinen. Zumindest scheint sie nicht in seinem Herzen und das ist Strafe genug.</u> Woher wollen Sie letzteres wissen, und was heißt das überhaupt? Im Übrigen bin ich überzeugt, dass es Colin Goldner nicht schert, ob Gott sich darum schert, ob er an ihn glaubt oder nicht. Vermutlich schert es Goldner auch nicht, dass irgendein hergelaufener Schwachkopf unter seinem verballhornten Namen („Dalai Goldner") und unter dem Deckmantel der Anonymität irgendwelchen Unsinn ins Netz stellt.

Die Auseinandersetzung um das Nelles-Büchlein konnte nicht fortgeführt werden, da am 30.9.2003 das Forum geschlossen wurde.

Zur Kritik von / an Christoph Schlüter

Einer der fleißigsten Forums-User, ein Kieler Familienaufsteller und NLP-Master namens Christoph Schlüter (http://schlueter.systemisches-nlp.net[8]), verstieg sich in seinen Beiträgen mehrfach dazu, Kritiker Hellingers und seines Verfahrens mit Nazis und sich selbst mit verfolgten Juden im Dritten Reich in Vergleich zu setzen. Der Moderator des Forums schritt an keiner Stelle dagegen ein. Lediglich zwei Beiträge, die sich auf Kritik an Hellinger bezogen, wurden entfernt: ein Beitrag einer / eines gewissen „Mohani", in dem das Goldner et al.-Buch als „ein Haufen Scheiße" bezeichnet worden war („…wenn mir einer von diesen Schreiberlingen über den Weg laufen würde, wüsste ich nicht, ob ich ihm nicht in den verdammten Sack treten würde") und ein Beitrag eines gewissen

---

[8] Auf seiner (inzwischen nur noch über ein Passwort zugängigen) Homepage erläutert Schlüter, eigener Beschreibung zufolge „cert. (DVNLP) NLP-Trainer – systemdynamischer Berater – Time-Line-Coach – Leiter von Organisations- und Familienaufstellungen" sowie „Experte für systemdynamische Entwicklung – effiziente Kommunikation – Selbstmanagement – tiefgreifende Entwicklungsprozesse – u.v.m." seine „Globale Vision": „Eine Welt, in der alle den ihnen gemäßen Platz einnehmen können. Dabei gehe ich davon aus, dass unsere Welt, wie sie ist, eine gute Basis dafür bietet." Seine „persönliche Aufgabe" sieht Schlüter darin, „Menschen und ihre sozialen Systeme darin zu begleiten und zu beraten, erfolgreich ihre besten Wege zur Verwirklichung ihrer Ziele und Erfolge und zum optimalen Fließen ihrer Kraft auf verschiedenen Ebenen zu entdecken". Er, Schlüter, sorge dabei „für gute Bedingungen und tiefgreifende echte Entwicklungen", denn: „Ich bin in meiner Arbeit klar und zumutend. Daneben bin ich eine vielseitige Persönlichkeit mit großem Herzen und überraschenden Seiten." Desweiteren „bin ich unter anderem ausgebildet und fähig, zielgerichtet und zugewandt mit großer Wirkung zu intervenieren und zu kommunizieren" sowie „Menschen und Systeme beim Gang über ihre Begrenzungen anzuleiten und zu führen". Er sei insofern davon überzeugt, dass seine Arbeit „jenen, die sie nutzen, maximalen und weitreichenden Gewinn bringt". Im Übrigen sei er auch davon überzeugt, dass „jeder das Schicksal hat, das er auch tragen kann". (http://schlueter.systemisches-nlp.net/profil.html [23.6.2003]).

„Eberhard", der in wüsten Beschimpfungen und Beleidigungen über eine Kritikerin hergefallen war („...du bist die blödeste Sau, die mir je begegnet ist"). Letzterer Beitrag wurde umgehend gelöscht, ersterer stand monatelang als eigenes Thread-Thema im Forum zu lesen (übertragen in einen anderen Thread sogar bis zu dessen Schließung). Andere Unflätigkeiten wurden ebensowenig geahndet wie die streckenweise mehr als abwegigen Äußerungen Schlüters. Zunehmend formierten sich allerdings auch kritische Stimmen, die sich mit Vehemenz gegen Schlüters Ausfälle wandten. Die Schließung des Forums zum 30.9.2003 kam weiterer Eskalation zuvor.

Bewährungsprobe oder Super-GAU? – Eberhard – 11.9.2003
@Kritiker: (...) Ihr lebt davon (oder verbringt Eure Zeit damit), das zu kritisieren und zu hinterfragen, was andere von sich gegeben haben. Wo bleibt denn Eure eigene Leistung oder Eure eigene Meinung (...) Merkt Ihr denn nicht, dass dieser unser Reformstau in Deutschland (und Europa) genau damit zu tun hat. Wer eine neue ungewohnte Idee vorträgt, soll diese gleich perfekt durchdacht und wissenschaftlich abgesichert haben. Der Kritiker (oder Journalist) bringt aber kein positives Gegenbeispiel oder zeigt Verbesserungspotential auf (konstruktive Kritik), nein, das ist ja nicht sein Job. Sein Job ist Kritik und Enthüllung. Und wenn es nichts zu enthüllen gibt, dann werden flugs Verdächtigungen in die Welt gesetzt oder das Opfer wird so lange gereizt, bis es etwas Unbedachtes von sich gibt, um dies bei der besten Sendezeit dann auszustrahlen. So etwas ist einfach nur billig. Wie die Aasgeier wird nur darauf gewartet, bis jemand anderer die Arbeit gemacht hat, um sich dann darauf zu stürzen. (...) So wie die „Köter" in allen Bereichen unseres öffentlichen Lebens (bzw. den Medien) überhandnehmen, so verschwinden die Leistungsträger immer mehr in der Versenkung oder ziehen sich zurück in Bereiche (oder Länder), wo die eigene selbst erbrachte Leistung und Kreativität noch etwas gilt, auch wenn sie nicht perfekt ist.

Bewährungsprobe oder Super-GAU? – Christoph – 11.9.2003
Hallo Eberhard, ganz genau! Ich denke, man kann sogar noch weiter gehen, denn es geht denen (zumindest vielen von ihnen) nicht um „Kritik" im Sinne von „Unterscheidung". Es sind nicht Kritiker, sondern Vernichter, die sich hier in faschistoider Manier benehmen, wie jene, die eine Gruppe pauschal als „das Böse" per se ausgemacht haben und diese dann als Ursache allen Übels brandmarken und den Mob gegen sie hetzen mit eben jenen Mechanismen, die du beschreibst. Wo sowas enden kann, haben wir bereits in Deutschland erlebt. (...) Manchmal komme ich mir in den letzten Monaten hier vor, wie sich meine Vorfahren vorgekommen sein müssen. Heute schmieren die Horden halt an jedes Aufsteller-Schaufenster: „Kauft nicht bei Hellingerianern".

Bewährungsprobe oder Super-GAU? – Egon – 11.9.2003

(Selbstgestellte) Aufgabe eines Kritikers ist es zu kritisieren; Erfolg kann er damit nur haben, wenn seine Kritik den oder das zu Kritisierende zutreffend erkennt und die Punkte benennt, an dem das zu Kritisierende einem genau zu bestimmenden Anspruch nicht gerecht werden kann. Im Idealfall ist dieser Anspruch ein Wertmaßstab, der vom Kritisierten selbst anerkannt ist. Vertritt z. B. ein Therapeut als Maßstab seiner Profession den Anspruch, die Handlungsfähigkeit des Klienten zu entwickeln, und gelingt es dem Kritiker, dies zu widerlegen, dann ist die Kritik wirksam und auch erfolgreich: Entweder der Therapeut ändert sein Konzept oder zukünftige potentielle Interessen an der Therapie bekommen wertvolle Informationen. Möchte nämlich der Klient auch seine Handlungsfähigkeit entwickeln, dürfte die Kritik für ihn ziemlich relevant sein. Ob er allerdings die Kritik nachvollziehen kann, muss er schon selbst entscheiden, das können und wollen ihm weder die Kritiker noch die Kritisierten abnehmen. Die Kritiker wie die Verteidiger der Hellinger-Therapie leisten also wertvolle Arbeit für die Klienten, weil sie es ihnen ermöglichen, sich fundierter für oder gegen die Hellinger-Therapie zu entscheiden.

Eberhard hat Folgendes geschrieben: Zitat: Ihr lebt davon (oder verbringt Eure Zeit damit), das zu kritisieren und zu hinterfragen, was andere von sich gegeben haben. Wo bleibt denn Eure eigene Leistung... Kritik muss nicht konstruktiv sein, Eberhard. Wenn ich gute Argumente dafür liefern kann, dass eine bestimmte Brücke einstürzen wird, dann brauch ich nicht erst eine neue Brücke zu bauen, um meine Kritik vorzubringen. (...) Zitat: Merkt Ihr denn nicht, dass dieser unser Reformstau in Deutschland (und Europa) genau damit zu tun hat. Wer eine neue ungewohnte Idee vorträgt, soll diese gleich perfekt durchdacht und wissenschaftlich abgesichert haben. Der Kritiker (oder Journalist) bringt aber kein positives Gegenbeispiel oder zeigt Verbesserungspotential auf (konstruktive Kritik), nein, das ist ja nicht sein Job. Sein Job ist Kritik und Enthüllung. Und wenn es nichts zu enthüllen gibt, dann werden flugs Verdächtigungen in die Welt gesetzt oder das Opfer so lange gereizt, bis er etwas Unbedachtes von sich gibt, um dies bei der besten Sendezeit dann auszustrahlen. Nenn doch bitte Ross und Reiter, sonst kann Deine Kritik nicht treffen. Wer fordert für jede neue ungewohnte Idee eine wissenschaftliche Absicherung? Wer setzt welche Verdächtigungen in die Welt? Wer gibt was Unbedachtes von sich? Ein Journalist, der so arbeitet, wie du hier beschreibst, kann zwar eine gewisse Zeit Erfolg haben, aber auch sehr schnell Riesenprobleme bekommen. Sind die Verdächtigungen nämlich Tatsachenbehauptungen, dann landet er schnell vor dem Kadi und bekommt einen Verleumdungsprozess und muss Schadensersatz leisten.

Bewährungsprobe oder Super-GAU? – Egon – 11.9.2003

Hallo Christoph, wenn du hier den Kritikern Zitat: faschistoide Manier vorwirfst, dann solltest du dir schon die Mühe machen, dies etwas genauer zu belegen. Was ist daran beispielsweise eine Zitat: Nominalisierung, die schon an sich faschistoid pauschalisiert, wenn ich von Hellingerianern schreibe? Viele Therapeuten, die mit der von Hellinger entwickelten Methode arbeiten, kündigen ihre Seminare als „Familienaufstellung nach Bert Hellinger" an, geben damit zu erkennen, dass sie Anhänger der Methode von Hellinger sind. Es wäre dann ja auch eine faschistoide Normalisierung, die Anwender der Unschärferelation als Heisenbergerianer anzusprechen. Wie siehts denn mit dem Begriff Hellingeristen oder Hellinger-Therapeuten aus? Mach mir einen Vorschlag, der nicht faschistoid pauschalisiert. Zitat: Manchmal komme ich mir in den letzten Monaten hier vor, wie sich meine Vorfahren vorgekommen sein müssen. Heute schmieren die Horden halt an jedes Aufsteller-Schaufenster: „Kauft nicht bei Hellingerianern". Nun, die Nazis haben nicht nur Schaufenster beschmiert, aber selbst wenn: Die Forderung nach „Kauft nicht bei Juden!" war eine pauschale Kampfmaßnahme gegen die gesamte jüdische Bevölkerung, obwohl man dieser garnichts vorzuwerfen hatte. Der Appell „Geht nicht in eine Therapie zu einen Hellingerianer." wird von niemandem erhoben, und es hat ihn auch niemand irgendwo an ein Schaufenster geschmiert, aber seis drum: Wenn man angesichts konkret benannter „Mängel und Probleme" (beispielsweise die fehlende Entwicklung der Handlungsfähigkeit der Klienten) hier oder anderswo dazu aufrufen würde, als Klient keine Familienaufstellung zu machen, dann wäre dies eine zulässige Meinungsäußerung im „Meinungs-Kampf um die richtige Therapie" (was nach Artikel 5 Grundgesetz geschützt ist) und keine Volksverhetzung im Sinne von StGB § 130. Schließlich würde kein Druck auf die Klienten ausgeübt und sie könnten sich recht einfach über diesen Appell hinwegsetzen.

Bewährungsprobe oder Super-GAU? – klaus f. – 11.9.2003

Schon interessant, dass der eine Apologet des Hellingerismus (Christoph) sich angesichts gegen ihn vorgetragener Kritik vorkommt wie ein Nazi-verfolgter Jude im Dritten Reich; und der andere (Eberhard) die Kritiker eben so schmäht, mit Tiervergleichen nämlich, wie die Nazis das mit den Juden gemacht haben (Ratten, Ungeziefer, Geschmeiß, Hundsfötter [= Köter]). Beide, wie ich meine, haben sich damit endgültig aus dem Kreis der ernsthaften Gesprächspartner herauskatapultiert.

Bewährungsprobe oder Super-GAU? – Christoph – 11.9.2003

Ich (...) habe niemals verlangt, die Vernichter oder tatsächlich sachliche – die habe ich hier ohne Ausnahme bisher nur als pseudo-sachlich erlebt, denn die, welche sachlich tun, wissen nicht, wovon sie reden und verfolgen eigentlich nur eine Projektion – „Kritiker" überall und für immer an ihrem Tun zu hindern. Ich habe vorgeschlagen, hier einen Bereich aufzumachen und die „Kritik" dort zu belassen und zu diskutieren. Ich habe nie verlangt, dass sie nicht – wo es hingehört und nicht ständig und überall – sich äußern sollen. *Sie* aber wollen ein Verbot, Vernichtung und Ende. Angeblich zum Schutze der unmündigen Opfer, die in Seminare rennen und nichts selbst entscheiden können. Massiv gedroht wurde – nicht nur mir, sondern *jedem*, der hier etwas Positives über Aufstellungserfahrungen geschrieben hat. Und wenn nicht gedroht wurde, so wurde derjenige beleidigt, herabgewürdigt und diffamiert. In wirklich *jedem* Beitrag haben sie aufs Aggressivste interveniert und nur ihre Vorurteile reproduziert – die noch nicht einmal auf fundierter Erfahrung stehen – und wenn Erfahrung dahinterstand, dann auf Basis ihrer persönlichen „Filme" und Verzerrungen / Projektionen etc. zugelangt. *Das* ist nicht, was ich Demokratie nennen kann! (...) Dieses Forum haben sie schon auf diese anmaßende Weise – und das *ist* faschistoid, wenn man anderen vorschreibt, was sie glauben und erleben dürfen und sie ansonsten massiv unter Druck setzt – zerstört. (...) Es gab hier einen Punkt, ab da hat sich kein Mensch mehr getraut, hier Rat einzuholen und wirkliche Anliegen zu posten, weil gleich die Vernichter kamen und Tod und Teufel heraufbeschworen dafür und mit dem Schlimmsten drohten. Das ist „Kauft nicht bei Juden!" Das ist genau das gleiche Verhalten – nur mit einer anderen Tarnfarbe – wie die braunen Horden, die sich vor jüdischen Geschäften aufbauten und jeden, der dort hinein ging, zunächst nur beschimpften und dann Schlimmeres folgen ließen.

Bewährungsprobe oder Super-GAU? – Egon – 11.9.2003

Meine ursprüngliche Hypothese zum Schließen dieses Forums war: den Verantwortlichen dieser Website stinkt es, dass in ihrem Forum sich vermehrt Kritiker äußern. Nach den heutigen Beiträgen auf dieser Seite bin ich unsicher geworden. Hilfshypothese: Nicht die Kritiker sind das Problem, sondern die Verteidiger. Wer sich angesichts von Kritik zum Ungeziefer imaginiert, das vernichtet werden soll, schadet der Hellinger-Schule mehr als jede fundierte oder unsinnige Kritik.

Bewährungsprobe oder Super-GAU? – Eberhard – 11.9.2003

Es soll mal ein NS-Werbeplakat gegeben haben, auf dem stand: „Nationalsozialismus oder Bolschewismus". Ein Witzbold hat darunter geschrieben: „Erdäpfel oder Kartoffeln". Die Antifaschismus-Bewegung ähnelt den Faschisten, die sie bekämpfen, weil sie mit den gleichen Methoden vorgehen. Auch Atomkraftgegner greifen zu Straftaten als Mittel, weil sie ihre demokratisch herbeigeführte Niederlage nicht akzeptieren wollen und ihnen die demokratisch zur Verfügung stehenden Mittel nicht ausreichen. Das ist weder Demokratie, noch Freiheit, sondern eine Mischung aus Anarchie und Diktatur. (...) Übrigens nicht jeder, der einen Polemiker als „kläffenden Köter" bezeichnet, ist ein Nazi und der Köter wird dadurch auch nicht zum verfolgten Juden.

Christophs Nazi-Vergleiche – Tina – 13.9.2003

@Christoph: Deine fortgesetzten Nazi-Anwürfe, in denen du dich mit verfolgten Juden im Dritten Reich vergleichst, und damit die paar kritischen Stimmen, die sich gegen deine pseudotherapeutischen (und nach dem HeilPrG vermutlich auch unrechtmäßigen) Machenschaften wenden – also auch mich –, folglich mit Nazis, überschreiten eindeutig eine Grenze des Tolerablen. Bei Nazi-Vergleichen hört für mich der Spaß auf: (...) In aller Ernsthaftigkeit: Nimm deine Nazi-Vergleiche sofort und mit dem Ausdruck des Bedauerns zurück, sonst – und hier kommt tatsächlich eine Drohung – mache ich sie öffentlich, und zwar außerhalb dieses Forums in entsprechenden Boulevard- und Fachmedien. Und das dürfte dir und deinem Geschäft nicht gefallen.

Christophs Nazi-Vergleiche – Christoph – 13.9.2003

Schon wieder mehrere Erpressungen. Ich sage es hier noch genau ein Mal: Was sich da offenbart, sind Verhaltensweisen, Strukturen und Haltungen, die denen der Nazis damals nicht unähnlich sind. Die Anmaßung und die Intoleranz sowie das Zuschreiben des Bösen verlaufen ähnlich. Was ich mehrfach erwähnte, ist: die Entrüsteten maßen sich an, im Auftrag angeblicher „potentieller" Opfer zu handeln, und berufen sich auf diese, wenn sie schlimmer noch mit unsereinem umgehen, als wir (vor allem: ich wüsste nicht, dass ich je einem Seminarteilnehmer geschadet hätte – und wenn ich mir einen Schnitzer erlaubt hätte, dann hätte ich hier dazu gestanden) nach deren verzerrtem Bild angeblich mit potentiellen Teilnehmern umgehen könnten. Dabei wird die Verantwortung auf potentielle – also nicht existente „Geschädigte" verschoben. Die Anprangerung einer bestimmten Gruppe aufgrund ihrer angeblich „ideologischen" oder „religiösen" (was Quatsch ist) Ausrichtung ist genau in dieser Tradition. Menschen aufzuhetzen und andere einzuschüchtern, wie es hier sehr wohl passiert ist und wofür du nun wieder ein Beispiel lieferst, ist ebenfalls in dieser Tradition. Was ich schrieb, war unter anderem, dass ich mich an jene Zeiten erinnert fühle und Ähnlichkeiten in den Mustern erkenne. Ja, und dazu stehe ich.

Christophs Nazi-Vergleiche – elisabeth reuter – 13.9.2003

Tina, ich schließe mich dir an: Christoph, es reicht jetzt! Es ist eine perverse Verhöhnung aller ermordeten Juden und der Holocaustüberlebenden, wenn du dich hier weiter als Holocaustopfer präsentierst. Es ist auch eine Verhöhnung meiner jüdischen Geschichte, und das nehme ich nicht länger hin! (...) *Du* arbeitest mit Angriffen unterhalb der Gürtellinie (du hast keine Argumente anzubieten). Das reicht von „wir würden hier auf den Teppich schiffen" über Verleumdungen übelster Art, Beleidigungen, Drohungen, Ferndiagnosen bis hin zu deiner widerlichen „Methode", uns Kritiker (und mich als Jüdin) mit den Nazis (...) gleichzusetzen.

Christophs Nazi-Vergleiche – Tina – 13.9.2003

@Christoph: Auch wenn du noch so eifrig zurückruderst und alles gar nicht so gemeint haben willst, wie du's geschrieben hast: damit und diesmal kommst du nicht durch, das garantiere ich dir. Zumal deine Nazi-Vergleiche – deine Kritiker führen sich deiner Auffassung nach so auf wie Nazis im Dritten Reich und du bist deiner Auffassung nach Opfer wie die Juden im Nationalsozialismus – ja nicht erst jetzt auftauchen, sondern du dich solcher Vergleiche schon seit Monaten, und gegen jede dagegen vorgebrachte Kritik selbst aus eigenen Reihen, immer wieder bedienst; und sie auch jetzt nochmal eigens bekräftigst.

Christophs Nazi-Vergleiche – Egon – 13.9.2003

@alle: Christoph rudert zurück, das seh ich zwar auch so, aber ob er es so sieht? Zumindest rudert er heftig: (...) Wir, die Kritiker (die wir uns nur durch unsere Beiträge auf dieser Internetplattform kennen – zumindest kenn ich sonst keinen hier Schreibenden in anderen Zusammenhängen), haben uns angeblich zusammengerottet, um die Hellinger-Aufsteller zu vernichten. Sowohl das Zusammenrotten wie das Vernichten ist Nazi-Vokabular. Die Nazis haben sich als Verfolgte einer Gruppe imaginiert, die sich zu deren Vernichtung zusammenrottet. Dass diese Gruppe gar nicht existiert hat (und schon gar keinen Vernichtungswillen gezeigt hat), war ihnen nicht präsent. Mit Vernichten haben die Nazis übrigens genau gemeint und praktiziert, was der Begriff beinhaltet.

Das www.hellinger.com-Forum wurde zum 30.9.2003 geschlossen. Einige der bisherigen UserInnen folgten einer Einladung der österreichischen Aufstellerin Christina Hruska-Maywald, den Diskurs in einem von ihr schon Ende Juni eigens eingerichteten Forum (http://forum.systemisches-nlp.at/) fortzusetzen. Als Co-Moderator diente sich umgehend Christoph Schlüter an.

Neues Forum von ChrisTina – Tina – 23.6.2003

Kurz nachdem Reinecke angekündigt hatte, dieses Forum Ende September 2003 zu schließen – aus bislang nicht bekanntem Grunde –, machte sich Forums-Userin „ChrisTina" (Christina Hruska-Maywald) anheischig, ein neues – und diesmal zensiertes! – Forum als Alternative anzubieten. Mittlerweile wurde solches Forum auch von ihr etabliert: http://forum.systemisches-nlp.at/. Wer sich auf ChrisTinas sonstigen Seiten umsieht – http://www.chris-tinas.net zum Beispiel – wundert sich über nichts mehr: ChrisTina firmiert dort als Reiki-(Geistheil-)Lehrerin, zudem als Expertin für schamanische Huna-Magie, Numerologie, Hexenwesen und allerlei sonstigen Esoterikmist. Auch hierzu hat sie ein eigenes Forum eingerichtet: http://forum.rat-schlag.at/. Und jetzt also das neue Hellinger-Forum. Wie passend!!!

Wie oben angeführt sind die Einträge des hellinger.com-Forums vorläufig noch in einem Archiv einsehbar: http://www.hellinger.com/diskussionsforum/oeffentlich/index.php [Stand: 14.1.2004].

Claudia Kierspe-Goldner

„Inzwischen hat sich das Blatt total gewendet..."
Das Familien- und Organisationsaufstellen nach Hellinger steht unter massiver Kritik

Eigentlich ist es ja kaum zu glauben, dass das „Familien- und Organisationsaufstellen nach Bert Hellinger" immer noch existiert. Nach all dem, was im Verlaufe des Jahres 2003 über die Szene der Hellingerianer hereingebrochen ist – dutzende kritischer Presseberichte, mehrere kritische Beiträge im Fernsehen und nicht zuletzt der von Colin Goldner herausgegebene Sammelband *Der Wille zum Schicksal*, mit dem die Flutwelle kritischer Auseinandersetzung ihren Anfang nahm –, wäre zurecht anzunehmen gewesen, dass diese sich längst in Luft aufgelöst hätte.

Hatten Hellinger und die Seinen sich in den zurückliegenden zehn Jahren in einem von Kritik praktisch unangetasteten Freiraum entfalten können – die kritischen Stimmen, die da, verteilt über die Jahre, immer wieder zu hören waren,[1] fielen, trotz teils schärfster Formulierung und letztlich auch stattlicher Anzahl, überhaupt nicht ins Gewicht –, kam es nun knüppeldick: Im Goldner et al.-Buch wurde der Hellinger-Ansatz von neunzehn durchwegs hochkarätigen AutorInnen aus jedem nur denkbaren Blickwinkel unter die Lupe genommen,[2] mit für die Hellingerianer verheerendem Ergebnis. Nach der Lektüre der einzelnen Beiträge musste auch für den letzten Zweifler feststehen: Das „Familien- und Organisati-

---

[1]   Eine Auflistung der vor 2003 erschienenen kritischen Texte findet sich in der Literaturliste am Ende des Beitrages.

[2]   Goldner, Colin (Hrsg.): Der Wille zum Schicksal: Die Heilslehre des Bert Hellinger [mit Beiträgen von: El Awadalla, Thea Bauriedl, Frank Gerbert, Fritz Glunk, Colin Goldner, Ingo Heinemann, Micha Hilgers, Heiner Keupp, Claudia Kierspe-Goldner, Beate Lakotta, Petrus van der Let, Ursula Nuber, Arnold Retzer, Jörg Schlee, Fritz Simon, Hugo Stamm, Michael Utsch, Sigrid Vowinckel und Klaus Weber]. Wien: Carl Ueberreuter-Verlag 2003.

onsaufstellen nach Bert Hellinger“ gehört auf die Müllhalde der Psychotherapiegeschichte.

Aber nein, trotz aller Kritik und damit einhergehender Umsatzeinbrüche scheint im Hellinger-inspirierten Geschäft mit der Seele immer noch etwas zu gehen. Jedenfalls hat die massive Kritik, die von verschiedenster Warte gegen den Hellingerismus vorgebracht wurde, zu keiner ersichtlichen Selbstkritik oder zu irgendwelchem Wandel in Theorie oder Praxis geführt. Ungerührt werden dieselben Positionen verfochten und Phrasen gedroschen wie je: in keiner der auch im Jahr 2003 wieder zahlreich vorgelegten Publikationen der Szene – inzwischen gibt es mehr als 150 deutschsprachige Bücher, CDs und Videos von und mit und über Hellinger und seinen Ansatz – ist auch nur der Anflug einer Auseinandersetzung mit den bei Goldner et al. oder bei anderen kritischen Autoren vorgetragenen Argumenten oder Kritikpunkten zu entdecken. Die Unmenge an Neuerscheinungen mehr oder weniger prominenter Hellinger-SchülerInnen – und vor allem Hellingers selbst – brachte nicht das Geringste Neue, es handelte sich durch die Bank um Aufgüsse längst bekannter und x-fach vorgetragener Gedanken, garniert mit den szeneüblich-endlosen Fallbeispielen nebst dazugehöriger Aufstellungsdiagramme. Offenbar finden diese Bücher *gerade deshalb* immer noch Absatz, *weil* das Glaubensgebäude Hellingers so massiv in der Kritik steht: je mehr einschlägige Druckwerke man im Regal stehen hat, desto länger kann man sich vorgaukeln, dass das Ganze doch irgendwelchen Sinn macht; und dass die Kritiker nicht recht haben *können*, zumal sie bisher ja nur *ein* Buch vorgelegt haben.

Letztlich brachte auch das Mitte 2003 erschienene Büchlein des Freiburger Familienaufstellers Wilfried Nelles[3] keinerlei neue Erkenntnis, obgleich es in seiner Vorankündigung spannend zu werden versprochen hatte: Großspurig avisiert als „Anti-Anti-Hellinger-Buch“, also als Antwort auf den Goldner et al.-Band und die „viele(n) Irrtümer, Missverständnisse, Halbwahrheiten und auch willkürliche(n) Falschbehauptungen“ (Klappentext), die (mithin) durch diesen im Umlauf gekommen seien, erwies es sich denn doch als nichts anderes, als eine simple Auflistung all der (angeblichen) Vorzüge und positiven Wirkeffekte des Hellingerschen Familienstellens, wie man sie in dutzenden anderer Veröffentlichungen Hellingers und seiner Anhänger bis zum Überdruss schon

---

[3] Nelles, Wilfried: Das Hellinger-Prinzip. Informationen und Klärungen. Freiburg: Herder 2003.

serviert bekam. Die angekündigte Auseinandersetzung mit der von Goldner und seinen MitautorInnen vorgebrachten Kritik an Hellinger samt seinem Verfahren und der dahinterstehenden Weltanschauung fand auf keiner Seite des Nelles-Büchleins statt (dem man deutlich anmerkte, unter anderem an katastrophalen Satzfehlern, dass es schnellschnell auf den Markt gebracht werden musste). Stattdessen das gewohnte Wiederkäuen der altbekannten Behauptungen und ewiggleichen Fallbeispiele. Das Goldner et al.-Buch wurde auf gerade mal einer dreiviertel Seite abgehandelt, die Rede ist von Diffamie, von Profilierungsversuchen, von nur vorgeblicher, also nicht wirklicher Wissenschaftlichkeit, gar von Geheimdienstmanier. Es sei insofern „eine Auseinandersetzung [nicht] mehr möglich, und ich [Nelles] werde daher auch nicht weiter darauf eingehen". Punktum (S. 15f.). Nur einmal noch, 100 Seiten weiter, geht Nelles auf das Goldner et al.-Buch ein, wieder eine knappe dreiviertel Seite, auf der er dessen Titel *Der Wille zum Schicksal* als „von der Intention her (...) infam" schilt, weil dieser „eine suggestive Verknüpfung von Hellinger, Nietzsche und Hitler" darstelle. Warum? „Eines von Nietzsches wichtigsten Werken hieß *Der Wille zur Macht*. Darauf hat die Nazi-Ideologie Bezug genommen...". Ein paar Zeilen weiter schreibt er dann: „Aber natürlich ist der Titel auch treffend, denn die Hellinger-Arbeit zeigt tatsächlich, dass wir genau dadurch in Einklang mit uns selbst kommen, dass wir unserem Schicksal zustimmen" (S. 134f.). In einem Eintrag ins www-Forum des *Virtuellen Bert Hellinger-Instituts* merkte eine Teilnehmerin hierzu an: „Wilfried Nelles, bekannt als Osho-Rajneesh-Anhänger unter dem sekteninternen Namen Swami Amano Wilfried, hat sich und die Hellinger-Bewegung mit diesem Büchlein nicht einen Millimeter der Kritik enthoben, in der sie sehr zu Recht und in zunehmendem Maße steht.[4]

Ansonsten, wie gesagt, *keinerlei* Reaktion auf das Goldner-Buch oder auf einen der zahlreichen Artikel – zumindest nicht aus dem inneren Führungszirkel des Hellinger-Instituts, geschweige denn von Hellinger selbst –, ganz so, als hätte man eine Übereinkunft getroffen, die Kritik ostentativ zu ignorieren. Nur Franz Ruppert, Professor an der Katholischen Stiftungsfachhochschule in München, preschte auf seiner Homepage mit einer Philippika gegen das Goldner-Buch vor, pfiff sich jedoch nach ein paar Tagen selbst zurück und nahm seine – offenbar ohne rechtliche Beratung exsputierten – Anwürfe wieder aus dem Netz. Unter ande-

---

[4] „Tina" (Forums-Userin): Anti-Anti-Hellinger-Buch von W. Nelles. In: http://www.hellinger.com/diskussionsforum/oeffentlich/index.php vom 24.9.2003.

rem hatte Ruppert die Frage in den Raum gestellt, ob „Verleumdung und Verbreitung von Lügen" als „Lebensschicksal" Goldners und seiner MitautorInnen zu werten seien oder ob sie ihre Verleumdungen „mit Wille und Bewusstsein vollzogen" hätten. Wie auch immer: Des Straftatbestandes der Verleumdung und der Verbreitung von Lügen hätten sie sich *jedenfalls* schuldig gemacht.[5]

Im interaktiven Forum des *Virtuellen Bert Hellinger-Instituts* kam trotz mehrfacher Anmahnung seitens verunsicherter AnhängerInnen, die immer wieder und lautstark eine Stellungnahme des Instituts zu dem Goldner-Buch einforderten, *nichts*. Einträge wie der folgende, zu lesen schon wenige Wochen nach Erscheinen des kritischen Sammelbandes, wurden schlichtweg ignoriert: „Am 17.2.2003 habe ich einen Text hier ins Forum gesetzt, mit dem ich meiner Verwunderung Ausdruck gab, dass bislang noch niemand aus der 'Führungsetage' des Bert Hellinger-Instituts sich mit dem Buch von Goldner (...) befasst hat. Zumindest hat sich noch niemand öffentlich dazu geäußert. (...) Keinerlei Stellungnahme von all denen, die sonst immer sofort mit irgendwelchen Stellungnahmen bei der Hand sind: Mahr, Langlotz, Beaumont, Döring-Meyer, Dykstra, Madelung, Nelles, Grochowiak, Stark, Ulsamer, v. Kibéd und wie sie alle heißen: Nichts! Auch von Bert Hellinger nach wie vor: *Nichts!* Es erinnert mich an das berühmte 'Aussitzen' von Ex-Kanzler Kohl: Ich glaube aber nicht, daß das hier so funktioniert."[6] Eine andere Forums-Userin setzte noch eins drauf: „Welchen Schluss lässt das [= die Sprachlosigkeit des Hellinger-Instituts, CKG] zu? Dass man nichts zu sagen weiß? Dass Goldner, Weber, Keupp usw. einfach Recht haben???"[7] Reaktion: Null!

Die Einschätzung verabredeten „Kanzler-Kohl"-Vorgehens bestätigte sich in der Juni-2003-Ausgabe des Hellinger-Organs *Praxis der Systemaufstellung*, in der Präsidiums-Mitglied Jakob Robert Schneider die Frage aufwarf, wie man denn „auf die neuerliche, auf Vernichtung zielende Kritik an Bert Hellinger und den 'Hellingerianern' reagieren" könne und

---

[5] Zitiert in: „Zappa" (Forums-User): Zur Stellungnahme von Franz Ruppert. In: http://www.hellinger.com/diskussionsforum/oeffentlich/index.php vom 16.2.2003.

[6] „Ina P." (Forums-Userin): Mahr, Langlotz, Ulsamer, Dykstra, Madelung... In: http://www.hellinger.com/diskussionsforum/oeffentlich/index.php vom 23.2.2003.

[7] „Freya" (Forums-Userin): Mahr, Langlotz, Ulsamer, Dykstra, Madelung... In: http://www.hellinger.com/diskussionsforum/oeffentlich/index.php vom 24.2.2003.

solle. In der Beantwortung dieser Frage erging Schneider sich in der Hoffnung – bezugnehmend offenkundig auf einen kritischen *Spiegel*-Beitrag im Vorjahr[8] –, dass „auch diesmal die Kritik nicht viel ausrichten" werde, denn: „die wirklich am Familien-Stellen Interessierten werden wohl zwischen dem Ton in den Seminaren und Büchern und Videos von Bert Hellinger und dem Zungenschlag derartiger Kritiker zu unterscheiden wissen". Und: „Wenn man die auch internationale Breitenwirkung und so viele Menschen berührende Kraft des Familien-Stellens und anderer Formen der Aufstellungsarbeit sieht und tausendfach erlebt hat, ist man versucht, einfach nur den Kopf zu schütteln und unberührt von derartiger Kritik mit dem Familien-Stellen weiterzuarbeiten." Und eben das tut er. Seine Überlegung, man solle sich „vielleicht (...) der Kritik, soweit sie Grundlagen des Familien-Stellens berührt, auch stellen", ist reine Phrase. Ähnlich wie Nelles, dessen Büchlein fast zeitgleich erschien, walzt Schneider auf den folgenden zehn Seiten und in epischer Breite ein weiteres Mal die längst bekannten Positionen der Hellingerschen Glaubenslehre aus.[9]

Eine Auseinandersetzung mit der bei Goldner und seinen MitautorInnen vorgetragenen Kritik fand also auch hier nicht statt. Ebensowenig mit der Vielzahl kritischer Artikel zu Hellinger und seinem Ansatz, die sich, veröffentlicht in den verschiedensten Medien, zu häufen begannen: In *Psychologie Heute* etwa fasste Klaus Weber seine in dem Goldner et al.-Buch vorgetragene Kritik an Hellinger noch einmal kondensiert zusammen: „Das therapeutische Projekt Hellingers besteht darin, Erinnerung an und Nachdenken über Vergangenes – sei es als kollektives Geschichtsbewusstsein oder als individuelles Vermögen – zu denunzieren. An deren Stelle steht das *Vergessen* als einzig mögliche Form der Versöhnung. Geschichtsschreibung sei 'eine Art Fortpflanzung des Bösen', Einsicht in die wirklichen Zusammenhänge könne der Einzelne nur teilweise gewinnen, 'denn Leben und Tod und Unschuld und Schuld sind in den Händen von Mächten, die sich nicht nach unseren Maßstäben richten'. Hellinger arbeitet daran, geschichtliches Denken, kritische Auseinandersetzung mit Vergangenheit, Gegenwart und Zukunft zu verunglimpfen. Er verharmlost darüber hinaus den deutschen Faschismus, verherrlicht Hitler und

---

[8]   Lakotta, Beate: „Danke lieber Papi!". In: Der Spiegel, 7/2002 vom 7.2.2002 (http://www.spiegel.de/spiegel/0,1518,182683,00.html).

[9]   Schneider, Jakob R.: Wille und Schicksal: Zu den neuen und im Wesentlichen schon bekannten Angriffen gegen Bert Hellinger und die „Hellingerianer". In: Praxis der Systemaufstellung, 1/2003, S. 7-17.

diskriminiert die Juden."[10] Im selben Heft beschrieb Heiner Keupp Hellinger als „C. G. Jung der Postmoderne". Wie Jung formuliere Hellinger „unhintergehbare Wahrheiten, die durch keine historischen Dynamiken relativiert werden können."[11] Ergänzend schrieb Thorsten Fuchshuber in *Konkret*: „Im Jahr 1925, zur selben Zeit, als Martin Heidegger (...) mit *Sein und Zeit* ein Schlüsselwerk deutscher Ideologie zu Papier bringt, wird in Leimen Anton Hellinger geboren. Heidegger, von Martin Buber als 'Hitler des Denkens' bezeichnet, beraunt in seiner Arbeit die deutsche Volksgemeinschaft. Hellinger wird sich später zum Therapeuten derselben machen. Das Werk des Philosophen steht ihm dabei Pate."[12] Etwa zeitgleich zu den Beiträgen von Weber und Keupp erschien das Buch *Über alles in der Welt – Esoterik und 'Leitkultur'* von Claudia Barth, mit einem eigenen Kapitel zur Metaphysik des Bert Hellinger: „Hellingers Lehre macht den einzelnen Mensch zum gefügigen, unmündigen Objekt geheimnisvoll wirkender Kräfte. Das politische Weltgeschehen wird ebenfalls zum nebulösen Wirken des Schicksals: 'Ich denke, dass in der Welt Kräfte am Werk sind, die lassen sich nicht steuern. Deswegen tun mir die Weltverbesserer leid. Die großen geschichtlichen Bewegungen, der Nationalsozialismus, der Humanismus, die Wende, all das sehe ich als Teil eines gesteuerten Prozesses, bei dem die Opfer sowohl wie die Täter in Dienst genommen sind für etwas, das wir nicht begreifen.' (...) In Hellingers Systemtheorie wird alles zum Wirken einer kosmischen 'Dynamik' erklärt, die Täter und Opfer auf eine Stufe stellt. Die Täter, vom SS-Schergen bis zum Baseballschläger schwingenden Neonazi, werden im Namen der Systemdynamik entschuldigt und zu Opfern stilisiert."[13]

Zu Barths Buch und zu den Beiträgen von Weber und Keupp fand sich der eine oder andere abfällige Kommentar im Online-Forum des *Virtuellen Bert Hellinger-Instituts*, allerdings nicht aus der Führungsebene, sondern von erbosten AnhängerInnen aus dem Bodensatz der Bewegung. Auf

---

[10] Weber, Klaus: „Die Schuld der Eltern geht die Kinder nichts an!" In: Psychologie Heute, 3/2003, S. 28-30.

[11] Keupp, Heiner: Gebrauchswertversprechen eines postmodernen Fundamentalisten. In: Psychologie Heute, 3/2003, S. 31.

[12] Fuchshuber, Thorsten: Dein Volk ist alles. Über das Wahnsystem des populären Psychotherapeuten und „Familienaufstellers" Bert Hellinger. In: Konkret, 9/2003, S. 70-72.

[13] Barth, Claudia: „Systemische Familientherapie" nach Bert Hellinger. In: dies.: Über alles in der Welt – Esoterik und „Leitkultur": Eine Einführung in die Kritik irrationaler Welterklärungen. Aschaffenburg: Alibri 2003, S. 125-142.

dieser Ebene wurde auch das Goldner et al.-Buch debattiert (siehe Artikel von Nico Frühwind), wobei man vor unflätigen Beleidigungen ebensowenig zurückschreckte wie davor, Goldner und seine MitautorInnen mit SA-Horden in Vergleich zu setzen, die jüdische Mitbürger terrorisierten. Ein Christoph Schlüter, Familienaufsteller aus Kiel, schrieb allen Ernstes: „Das ist 'Kauft nicht bei Juden!' Das ist genau das gleiche Verhalten – nur mit einer anderen Tarnfarbe – wie die braunen Horden, die sich vor jüdischen Geschäften aufbauten und jeden, der dort hinein ging, zunächst nur beschimpften und dann Schlimmeres folgen ließen."[14] Der Moderator des Forums, Hans-Joachim Reineke, griff trotz mehrfacher Aufforderung selbst aus eigenen Reihen nicht beziehungsweise nur sehr zögerlich gegen derlei Tiraden ein. Schlüters wiederholte Nazi-Vergleiche wurden überhaupt nicht entfernt, ein Eintrag, in dem das Goldner-Buch als „Haufen Scheiße" bezeichnet wurde und wüste Drohungen gegen die Autoren ausgestoßen worden waren,[15] wurde erst nach einem halben Jahr gelöscht. Zu all dem Aufruhr im hauseigenen Online-Forum – zum Thema „Kritische Veröffentlichungen" fanden sich letztlich mehr als 1.700 Einträge, die bis zur Schließung des Portals Ende September 2003 weit über 20.000-mal angeklickt wurden – gab es *keinerlei* Stellungnahme seitens des Hellinger-Instituts.

Sämtliche kritischen Beiträge der Folgezeit wurden kategorisch ignoriert: Katharina Rutschkys Aufsatz für *Die Welt*[16] ebenso wie Ursula Otts Beitrag in *Brigitte*[17] oder ein Artikel von Christoph Horst in *diesseits*, in dem das „zutiefst reaktionäre Weltbild" des Hellingerismus heftiger Kritik unterzogen wurde: es stellten „die Person Bert Hellinger und seine Positionen einen Angriff auf Vernunft und Aufklärung" dar, wie einmal mehr ebendarin die „strukturelle Affinität von Esoterik und Faschismus"

---

[14] Schlüter, Christoph (Forums-User): Bewährungsprobe oder Super-GAU? in: http://www.hellinger.com/diskussionsforum/oeffentlich/index.php vom 11.9.2003.

[15] „Mohani" (Forums-User/in): Goldner-Buch – ein Haufen Scheiße. In: http://www.hellinger.com/diskussionsforum/oeffentlich/index.php vom 29.1.2003.

[16] Rutschky, Katharina: Familienaufsteller Bert Hellinger: Ein Messias für Zeitgenossen. in: Die Welt, 22.3.2003 (http://www.welt.de/data/2003/03/22/55877.html?search=hellinger&searchHILI=1).

[17] Ott, Ursula: TÜV für Psycho-Gurus. in: Brigitte, 15/2003 (http://www.brigitte.de/liebe/ratgeber/ott_psychogurus/index.html?PHPSESSID=e44d4cd26f de4175011aeacefa367077).

deutlich würde.[18] Selbstredend wurde auch Colin Goldners Artikel in der *JungleWorld* ignoriert, in dem dieser über den Würzburger Weltkongress der Hellingerianer Ende April/Anfang Mai des Jahres berichtet hatte: „Fast einhundert akademisch teils hochrangige ReferentInnen mühten sich nach Kräften, den ewiggestrigen Geist Hellingers zu verbreiten (...). Kritische Stimmen suchte man vergeblich, auch wenn das Kongressthema großspurig angekündigt hatte: 'Leidenschaft und Verantwortung: Im Herzen von Konflikten'. Auf einer eigens eingerichteten Fragestunde 'Was ich schon immer einmal wissen und sagen wollte' wurden vorbereitete Stichworte fürs Podium geliefert, die von Hellinger oder einem seiner Getreuen ebenso langatmig wie humorlos beantwortet wurden. 'Ernsthaftigkeit' war denn auch der meistgebrauchte Begriff des gesamten Treffens. Sei etwas nicht 'ernsthaft' genug, nehme es 'Kraft weg'. Wovon? Egal. Tunlichst suchten Referenten wie Teilnehmer entsprechend 'ernsthaft' dreinzuschauen. (...) Nur Hellinger selbst griente blasiert vom Podium und von den Deckeln seiner zahllosen Bücher."[19]

Auch die evangelische Kirche etwa ging auf deutliche Distanz zu Hellinger: Gabriele Pinkl vom Referat für Sekten- und Weltanschauungsfragen der Evangelisch-Lutherischen Kirche Bayern schrieb, es gebe mittlerweile so viele selbsternannte Hellinger-Therapeuten, dass es dringendst angezeigt sei, „nicht nur die Ausbildungen, sondern auch die Persönlichkeit und den ethischen Hintergrund von Referenten mehr in Frage [zu] stellen". Als Träger der jeweiligen Bildungsveranstaltungen stünden die Pfarrgemeinderäte und kirchlichen Verbände dafür in Verantwortung.[20] Auch die *Evangelische Zentralstelle für Weltanschauungsfragen* grenzte sich – erneut – von Weltbild und Methodik Hellingers scharf ab.[21] Dazu

---

[18] Horst, Christoph: Reaktionäre Psychologie (Rezension). In: diesseits 2/2003, S. 36f.

[19] Goldner, Colin: Die Familienhölle heilen: Trotz erzkonservativer Aussagen verkaufen sich die Lehren Bert Hellingers bestens (zum Internationalen Hellinger-Kongress in Würzburg vom 30.4.-2.5.2003) in: JungleWorld, Nr. 20 vom 7.5.2003, S. 21 (http://www.jungle-world.com/seiten/2003/19/859.php).

[20] Pinkl, Gabriele: Respekt statt Macht: Kritische Anmerkungen zur „Familienaufstellung nach Hellinger". Info- und Diskussionspapier des Referates für Sekten- und Weltanschauungsfragen der Evangelisch-Lutherischen Kirche, München, 10/2003.

[21] Konitzer, Martin: „Familienstellen" als psychotherapeutische Notstandsmaßnahme. Historische Anmerkungen zum Phänomen Hellinger. In: Materialdienst der EZW, 3/2003, S. 99-103.

kamen kritische Artikel etwa im *Info-Dienst der Katholischen Bundes-
arbeitsgemeinschaft für Erwachsenenbildung*[22] oder im *Landesmagazin
der Erziehungsberatungsstellen.* In letzterem beschrieb die Psychologin
Martina Kindsmüller die von Hellinger verkündeten Normen als „rück-
wärtsgewandt, autoritär und frauenfeindlich", denn: „Familien müssen
[nach Hellinger, CKG] streng hierarchisch geordnet sein, ganz oben steht
der Vater, unter ihm die Frau und dann die Kinder, in der Reihenfolge
ihrer Geburt. Eltern und vor allem Väter müssen von ihren Kindern unabhängig von ihrem Verhalten geehrt werden. (...) Damit weicht Hellinger
von zentralen Merkmalen von Psychotherapie ab, wie respektvolle Begleitung der Klienten, empathische Grundhaltung des Therapeuten, Bezie-
hungsaufbau über einen längeren Zeitraum sowie Beziehungsverantwor-
tung der Therapeutin, emanzipative Orientierung (Erkennen von ausbeu-
terischen und abhängig machenden Beziehungsstrukturen), Stärkung der
Reflexionsfähigkeit und Eigenverantwortung der Klientinnen sowie
Wirksamkeitsprüfung in kontrollierten Studien."[23]

In der Fachzeitschrift *Gestalttherapie* schrieb Frank Staemmler, er sei
„entsetzt darüber, wie unkritisch die reaktionäre Ideologie und der Obsku-
rantismus, mit denen Hellinger seine Anwendungsform dieser Technik
[des Aufstellens, CKG] ausstaffiert, auch von KollegInnen introjiziert und
dann selbst propagiert werden, die ich einmal für autonome, kritische
Menschen gehalten habe".[24] (Ob mit Staemmlers Kritik mithin Hunter
Beaumont gemeint war, der als früherer Trainer des renommierten *Gestalt
Therapy Institute of Los Angeles* [GTILA] und nachmaliger Gastprofessor
an der Münchener Ludwig-Maximilians-Universität inzwischen völlig in
die esoterisch-obskuren Gefilde Hellingers abgedriftet ist, mag dahinstehen.)[25] Das Ministerium für Bildung, Wissenschaft und Kultur in Mecklenburg-Vorpommern nahm gar eine Warnung vor „Familienaufstellungen nach Hellinger in die an Schulen und in Weiterbildungseinrichtungen
verteilte Aufklärungsbroschüre *Von Sekten und Sektiererereien* auf: „Die
magische Komponente des Unternehmens – die 'Stellvertreter' überneh-

---

[22] Türck, Eckard: Der Wille zum Schicksal (Rezension). In: Info-Dienst der
      Katholischen Bundesarbeitsgemeinschaft für Erwachsenenbildung, 8/2003.
[23] Kindsmüller, Martina: Der Wille zum Schicksal (Rezension). In: Landesma-
      gazin der Erziehungsberatungsstellen, 9/2003.
[24] Staemmler, Frank: Der Wille zum Schicksal (Rezension). In: Gestalttherapie,
      Mai 2003, S. 118-121.
[25] Vgl. Beaumont, Hunter: Wenn die Toten zu reden anfangen. In: Praxis der
      Systemaufstellung 1/2003, S. 19-24.

men intuitiv die ihnen zugewiesene Rolle – übt einen hohen Reiz in der esoterisch geprägten Szene aus." Keineswegs sei das Ganze gefahrlos: Es mehrten sich Berichte von Menschen, die „nach der Aufstellung 'auf dem Zahnfleisch gehen' und nicht wissen, wie sie (wieder) alltagsfähig werden sollen".[26]

Auch für Organisationsaufsteller wichtige Medien wie etwa *wirtschaft & weiterbildung* gingen deutlich auf Abstand: Die „extrem konservativen, 'priesterlichen' Ratschläge Hellingers" seien für moderne Weiterbildungsarbeit schlicht unbrauchbar, sein Ansatz stehe im Übrigen „im krassen Widerspruch zur systemischen, dem Konstruktivismus verpflichteten Vorgehensweise".[27] Die Zeitschrift *Trainingaktuell*, über die Organisationsaufsteller gerne ihre Kursangebote bewerben, brachte gar ein Interview mit Colin Goldner, der die Kritik auf den Begriff brachte: „Systemaufstellungen nach Hellinger haben mit seriöser systemischer Therapie beziehungsweise Erwachsenenbildungsarbeit soviel zu tun wie Astrologie mit Astronomie – nämlich gar nichts."[28] Reaktion auch hierauf: Null.

Desgleichen ignoriert wurden sämtliche Beiträge aus dem deutschsprachigen Ausland. Die *Neue Zürcher Zeitung* etwa hatte über Hellinger geschrieben: „Nun könnte man diesen Mann wie andere Heiler und Sekten-Obere als zwar gefährliche, aber randständige Erscheinung abtun. Doch das Familienstellen nach Bert Hellinger hat Eingang gefunden in Managementkurse (...), in die Sozialarbeit von Kirchen, in normale Psycho-Praxen, in psychosomatische Kliniken. (...) Auch Psychologen wollen eben vom Boom profitieren: So ist es durchaus üblich, für eine Familienaufstellung 200 bis 300 Franken [etwa 125 bis 195 Euro, CKG] zu verlangen, und an einem Tag können Hellinger-Adepten bis zu 20 Personen abfertigen."[29] In der schweizerischen *Weltwoche* wurden die Grundannahmen des Familienaufstellens – mithin durch selbstentlarvende Interviewaussagen Hellingers – als schiere Groteske vorgeführt: „Die Frau solle dem Mann nachfolgen, während der Mann einem undefinierten

---

[26] Ministerium für Bildung, Wissenschaft und Kultur Mecklenburg-Vorpommern (Hrsg.): Familienaufstellungen nach Hellinger. In: Von Sekten und Sektierereien (Aufklärungsbroschüre), Juni 2003, S. 23f.
[27] Der „Anti-Hellinger" (Rezension). In: wirtschaft & weiterbildung 2/2003, S. 22
[28] Goldner, Colin: „Hellinger hat mit Weiterbildung so viel zu tun wie Astrologie mit Astronomie" (Interview). In: Trainingaktuell, 8/2003, S. 8.
[29] Bolz, Annette: Therapie auf der Bühne. In: Neue Zürcher Zeitung (NZZ am Sonntag) vom 1.6.2003, S. 69f.

Weiblichen dienen soll. Der Erstgeborene hat nach Hellinger seinen Platz
vor dem Zweitgeborenen. Kinder haben keine Rechte gegenüber ihren
Eltern. Jede Störung dieser Ordnung mache krank oder schaffe psychische Probleme",[30] desgleichen im österreichischen Monatsmagazin
CliniCum: „Hellinger geht davon aus, dass die in einer Familie geltenden
Beziehungen einer 'Ursprungsordnung' folgen. Wird diese missachtet,
kommt es zu 'Verstrickungen', die Störungen in den nachfolgenden Generationen bewirken. Zu solchen 'Verstrickungen' zählen u. a. früh ver-
storbene Geschwister, Verbrechen, sexueller Missbrauch, Verwicklungen
im Nationalsozialismus, Selbstmord, Behinderung, Homosexualität, un-
eheliche Geburten, tragisches Schicksal, ein 'Familiengeheimnis'. Letzteres wird gerne als Joker herangezogen, wenn die Protagonisten zu wenig
hergeben."[31]

Auf den politischen Aspekt des um sich greifenden Hellingerismus
stellte ein Beitrag des *ANTIFA-INFO Österreich* ab, der in einer Reihe
österreichischer Medien (u.a. *Freidenker, gleichanders, LOGO ESOinfo&
service Steiermark*) nachgedruckt wurde.[32] Darüber hinaus reicht Wolfgang Pfreundschuhs www-Kulturkritik-Lexikon, in dem es unter dem
Stichwort „Hellinger" heißt: „Ähnlich wie C. G. Jung mit seinen Arche-
typen des Unbewussten in die Sumpflandschaft faschistoider Ursprungs-
sehnsucht passt, bezieht auch Hellinger seine Heilkraft aus völkischer
Mythologisierung. (...) Das Volk ist flugs als Gemeinschaft der Seele eingeführt und wird mit seelischem Wissen bedacht. Fehlt eigentlich nur
noch das Wissen über den Körper, dass nämlich auch er im völkischen
Gemeinsinn seine Erregungen verliert und seine Gesundung findet und
schon hätten wir mit dem Volkskörper den Bürger als real existierenden
Faschisten. So einfach geht das, denn das Heilsprinzip ist besonders dadurch allmächtig, dass es sich nicht selbst als wahr erweisen muss, wenn
ihm die Wirklichkeit angepasst wird. Hierfür bedarf es lediglich der

---

[30]   Schärli, Jacqueline: Der Aufsteller. In: Die Weltwoche (Schweiz) Nr. 35 vom
       28.8.2003, S. 50-55.
[31]   Krobath, Peter: Der Aufsteller. In: CliniCum – Magazin für Führungskräfte
       im Krankenhaus, 3/2003, S. 12f. (Schon im vorhergehenden Heft war ein kri-
       tischer Beitrag zu Hellingers therapeutischem Ansatz erschienen: Hack, Chris-
       tina: Familienaufstellung – Wirkungen und Nebenwirkungen. In: CliniCum
       2/2003, S. 6f.).
[32]   Schweidlenka, Roman: Bert Hellinger im Kreuzfeuer der Kritik (Rezension).
       In: ANTIFA-INFO Österreich, Nr. 111, 3/2003, S. 24 (http://www.freidenker.
       at/buch.htm).

rechten Ausrichtung – sofern es sich in der Alltagsexistenz durch Geld und persönliche Macht regeln lässt."[33]

Überhaupt häuften sich auch im Internet die kritischen Beiträge: so stand beispielsweise im online-Magazin *Blitzlicht* der Sozialphobie-Selbsthilfegruppe *shy-phoenix* eine ausführliche Empfehlung für das Goldner-Buch zu lesen,[34] in *Das gepfefferte Ferkel – Online-Journal für systemisches Denken und Handeln* schrieb Kurt Pelzer: „Das Glaubens-gebäude Hellingers zeigt sich als konservativ katholisch patriarchalisches Weltbild, das als gottgegeben richtig wahrgenommen wird. Es ähnelt dem anderer christlich fundamentalistischer Eiferer, die überall auf der Welt gegen Abtreibung, Scheidung, Homosexualität und Emanzipation der Frau zu Felde ziehen und die Lösung von diesen Geißeln der Welt in einer von ihnen proklamierten 'natürlichen' Ordnung sehen".[35] Der öster-reichische Soziologe und Professor für Sozialarbeit Peter Pantucek wandte sich auf seiner Homepage in äußerst scharfer Formulierung gegen die „wie eine Seuche" um sich greifende Familienaufstellung nach Hel-linger: „Für professionelle HelferInnen steht zweifelsohne mit Hellinger eine Identifikationsfigur zur Verfügung: Seine scheinbare Souveränität im Auftreten, die Keckheit, mit der er seine Thesen und 'Lösungen' als 'Wahrheit' verkauft, das lässt einerseits die eigene Praxis als dürftig er-scheinen, bietet andererseits in der Einfachheit der Vorgehensweise ein Muster an, dessen Umsetzung man sich durchaus auch zutraut."[36] Auf der Webseite des international renommierten New Yorker Kinderschutz-anwaltes Andrew Vachss findet sich seit Frühjahr 2003 eine Sammlung bezeichnender O-Töne Hellingers und einiger seiner Adepten zum Thema sexuelle Gewalt gegen Kinder bzw. Inzest.[37] Eine ständig erweiterte und

---

[33] Pfreundschuh, Wolfgang: Kulturkritik-Lexikon. In: http://www.kulturkritik.net/Begriffe/h.html.

[34] Blitzlicht shy-phoenix-online-magazin: Der Wille zum Schicksal (Rezension). In: http://www.shy-phoenix.de, 1/2003.

[35] Pelzer, Kurt: „Gut aufgestellt?": Der Streit um B. Hellinger und seine „Auf-stellungsarbeit" (Vortrag vom 27.3.2003). In: Das gepfefferte Ferkel. Online-Journal für systemisches Denken und Handeln, 9/2003 (http://www.ibs-net-world.de/ferkel/juli-2003-pelzer-hellinger.shtml).

[36] Pantucek, Peter: Therapeutischer Zauber? In: http://www.pantucek.com/texte/hellinger.pdf (6/2003).

[37] Vachss, Andrew: Merkt Euch Ihre Namen! Bert Hellinger und seine Schüler: Therapeuten der besonderen Art. In: The Zero 5. Olaf – Offizielle Website von Andrew Vachss: http://www.vachss.de/mission/berichterstattung/hellinger.html.

aktualisierte Sammlung kritischer Texte zu Hellinger und seinen Anhängern ist auf der Webseite der *Aktion für Geistige und Psychische Freiheit
des Bundesverbandes Sekten- und Psychomarktberatung* (AGPF) einzu-
sehen;[38] ergänzend dazu eine weitere auf der Webseite des *Forum Kritische Psychologie e.V.*, München (FKP).[39] Nicht zuletzt hat auch Claudia
Kierspe-Goldner auf ihrer Netzseite eine einschlägige Material- und Text-
sammlung zusammengestellt, mit Schwerpunkt auf einer Kritik an der
Ausbreitung des Hellingerschen Ansatzes im Bereiche der Logopädie und
Sprachheilkunde.[40] Reaktion? Außer ein paar unflätigen Anwürfen im
www.hellinger.com-Forum – keine.

Auch kritische, teils vernichtende Berichte in Fernsehen und Hörfunk
bewirkten keinerlei erkenntliche Reaktion seitens der o. a. hellingerschen
Wortführer, die ansonsten zu allem und jedem ihren Kommentar abgege-
ben hatten. Das WDR-Magazin *frauTV* etwa ging, bezugnehmend auf das
Goldner et al.-Buch, der Frage nach, „warum so viele Frauen sich von
dieser Form der Therapie angesprochen fühlen" und was Bert Hellingers
Methode von seriösen therapeutischen Methoden unterscheidet;[41] gefolgt
von einem Beitrag der *Deutschen Welle*, in dem es über das Goldner-
Buch hieß: „Seriöse Therapeuten haben zu Hellingers rückwärtsgewand-
ter Weltanschauung lange geschwiegen. Vielleicht, weil sie hofften, der
Boom gehe vorüber. Nun melden sich erstmals namhafte Autoren zu
Wort, die die Arbeit des ehemaligen katholischen Priesters kritisch beleuchten."[42] Auf SWR2 gab es einen kritischen Beitrag über „Methoden
und Grenzen der Familienaufstellung", in dem Hellingers Ansatz scharf
vom seriösen familientherapeutischen Ansatz Virginia Satirs abgegrenzt
wurde: „Vom Aufbau her ist Hellingers Methode stark reglementiert; sein
Vokabular erinnert an den katholischen Katechismusunterricht der fünfzi-
ger Jahre. Seine Terminologie betont die starren, hierarchischen Struktu-

---

[38] Heinemann, Ingo: Hellinger und seine „Familienaufstellung" (Textsamm-
      lung). In: http://www.agpf.de/Hellinger.htm#Buch1.
[39] Forum Kritische Psychologie: Hellinger. In: http://www.fkpsych.de/pub_hel-
      linger.html.
[40] Kierspe-Goldner, Claudia: Aktuelles zum Thema Hellinger+Logopädie. In:
      www.logo.beep.de
[41] Wolf-Graaf, Anke: Crashkurs für die Seele. In: frauTV [WDR] vom
      22.1.2003 (http://www.wdr.de/tv/frautv/archiv2003/f220103.html).
[42] Langer, Burgel: Der Wille zum Schicksal (Rezension). In: Deutsche Welle
      vom 6.4.2003 (http://www.dw-world.de/german/0,3367,1568_R_826516,00.
      html).

ren einer traditionellen Familienordnung." Sein autoritäres und rigides Vorgehen sei „für den demokratischen Ansatz von Virginia Satir ein Widerspruch".[43] Kurze Zeit darauf strahlte der WDR eine Dokumentation von Martin Buchholz aus, gedreht mithin auf dem Weltkongress der Hellingerianer in Würzburg vom 30.4. bis 2.5.2003, in der Hellinger sich komplett selbst desavouierte mit Sprüchen wie: „Ein Therapeut kann einem Klienten niemals schaden. Wie sollte er das machen? Außer, der andere will das haben."[44] Buchholz zeichnete auch verantwortlich für ein etwas später veröffentlichtes Dossier in der Wochenzeitung *Die Zeit*, in dem der Ansatz Hellingers vollends dekonstruiert wurde. Buchholz: „Viele von Hellingers angeblich 'seriösen' Nachahmern haben den Anspruch, als 'Wissenschaftler' anerkannt zu werden. Hellinger selbst ist das egal. Manche Krankheiten, erzählt er mit leiser Stimme im Vier-Augen-Gespräch, seien die Wirkung eines zerstörerischen Fluches; schlimme Sachen könne man da beobachten. (...) Die Fragwürdigkeit von Hellingers therapeutischem Ansatz besteht jedoch gerade darin, dass er meint, in den Aufstellungen die Wurzeln solcher 'Verstrickungen' [hier: der 'zerstörerischen Flüche', CKG] eindeutig erkennen zu können. Aber seine Behauptung, all dies beim Familienstellen unvoreingenommen und jedes Mal neu zu 'sehen', widerlegt er in seiner eigenen Praxis. Wer einige seiner Aufstellungen miterlebt hat, weiß in der Regel schon vorher, was am Ende dabei herauskommen wird. Der Mann findet ständig die Ostereier, die er selbst versteckt hat."[45]

Der oben bereits erwähnte Wilfried Nelles ließ es sich nicht nehmen, auf Buchholzens Beitrag zu antworten – wie gehabt nicht in inhaltlicher Bezugnahme auf die in dem *Zeit*-Dossier vorgetragenen Argumente, sondern zunächst in einem Verweis auf die (angeblichen) „Fakten": „Das Familien-Stellen ist die erfolgreichste Therapiemethode der letzten Dekade, Bert Hellinger der weltweit bekannteste und – wahrscheinlich – zur Zeit meist gelesene Therapeut." Nelles ließ den „Fakten" eine Untersuchung von „Form bzw. Art und Weise" der vorgetragenen Kritik fol-

---

[43] Marschall, Susanne: Psychisch gesund – und zwar sofort! Methoden und Grenzen der Familienaufstellung. In: SWR2 [Glaubensfragen] vom 27.4.2003 (http://db.swr.de/upload/manuskriptdienst/glaubensfragen/gl0420031932.rtf).

[44] Buchholz, Martin: Heilung oder Hokuspokus? Familie als Schicksal. In: WDR [ARD] vom 1.6.2003 (http://www.wdr.de/tv/gottunddiewelt/vorschau/sendungen/heilung_oder_hokuspokus_290603.phtml#top).

[45] Buchholz, Martin: „Da sitzt das kalte Herz!" (Dossier). In: Die Zeit, 35/2003, S. 11f. (http://www.zeit.de/2003/35/Hellinger-Haupttext).

gen: „Denn nicht erst seit Rudi Völlers 'Ausraster' im Fernsehstudio (...) ist klar, dass Kritik in Deutschland häufig eine Form annimmt, die danach trachtet, die Mutigen und Erfolgreichen, die sich aus dem Mittelmaß erheben, zur Strecke zu bringen." Nelles unterstellt *Zeit*-Autor Buchholz, „sich schamlos teils plumper, teils raffinierter Manipulationstechniken" zu bedienen – und damit genau das zu tun, was er Hellinger und seinen Kollegen vorwerfe. „Die entscheidende Botschaft steckt schon in der Überschrift, dem fetten Vorspann und der Bebilderung: Die Überschrift lautet: Da sitzt das kalte Herz! Dies ist eine Aussage, die Hellinger einmal in einer konkreten Situation zu einer Klientin gemacht hat. Hier ist sie, ohne Anführungszeichen, unter ein Bild Bert Hellingers platziert. Damit ist klar, worauf sie zielt. (...) Wer nach diesen ersten visuellen Eindrücken noch nicht weiß, was vom Familien-Stellen zu halten ist, der ist spätestens nach dem Vorspann informiert: Nach Hellingers Methode arbeiten demzufolge nämlich keine Psychologen, Therapeuten, Berater, Pädagogen oder Seelsorger, sondern 'schon 2000 Jünger'. Und weiter: 'Was sie und ihr Meister treiben, ist unter Experten höchst umstritten' (...). Alles klar? 'Meister', 'Jünger', 'treiben' – wenn das keine Sekte ist..."[46] Swami Amano Wilfried muss es ja wissen.

Therapeutische Fachverbände wie etwa die *Gesellschaft für wissenschaftliche Gesprächspsychotherapie* (GwG) grenzten sich mit Vehemenz von dem nur „scheinbar harmlos-alberne[n] Spiel" des Familienstellens ab: „Der Heideggerianer Bert Hellinger neigt dazu, Opfer zu beschuldigen; er mag Frauen nicht besonders; er plädiert dafür, die Verbrechen der Nazis zum Wohle des Großen und Ganzen zu vergessen; er liebt Hierarchien, die er für naturwüchsig hält."[47] Auch die *Deutsche Gesellschaft für Systemische Therapie und Familientherapie* (DGSF) fand deutliche Worte: „Die reale Praxis der Familienaufstellungen [nach Hellinger, CKG] ist zu einem nicht geringen Teil als kritisch, ethisch nicht vertretbar

---

[46] Nelles, Wilfried: Die Meinungsmacher. Zum Dossier „Da sitzt das kalte Herz!" über Bert Hellinger und das Familien-Stellen in DIE ZEIT 21.8.2003 Nr. 35. In: http://www.hellinger.com/deutsch/virtuelles_institut/kontroversen/ die_meinungsmacher.shtml (der Text ist in Auszügen auch in dem Beitrag von Nico Frühwind nachzulesen).

[47] Gesellschaft für wissenschaftliche Gesprächspsychotherapie: Der Wille zum Schicksal (Rezension). in: GwG-Newsletter, 9/2003 (http://www.gwg-ev.org/ cms/cms.php?textid=400).

und gefährlich für die Betroffenen zu beurteilen."[48] Die *Systemische Gesellschaft*, ebenfalls ein deutscher familientherapeutischer Fachverband, wurde noch deutlicher: Hellinger verunsichere seine Klienten, beeinflusse sie suggestiv, verängstige sie und treibe sie in „einseitige Abhängigkeit".[49] Auch Schweizer Fachverbände äußerten sich sehr skeptisch. Markus Theunert, Generalsekretär der *Föderation Schweizer Psychologinnen und Psychologen* (FSP), bemängelte vor allem das Fehlen einer „wissenschaftlichen Fundierung" des Aufstellverfahrens nach Hellinger. Und Raimund Dörr, Präsident des *Schweizerischen Psychotherapeuten-Verbands* (SPV), meinte: „Das hat nichts mit Psychotherapie zu tun, das ist Ideologie."[50] Die *Österreichische Arbeitsgemeinschaft für systemische Therapie und systemische Studien* (ÖAS) hieß das Goldner et al.-Buch „mehr als willkommen": Dessen Lektüre mache es leichter, zu verstehen, dass nicht nur psychotherapeutische Laien sondern auch Experten „in den Bann dieser als längst überholt geglaubten Wirklichkeitskonstruktionen" gerieten. Gleichwohl mache es betroffen, dass systemische Therapie vielfach mit diesen „reaktionär-normativen, patriarchalischen und autoritätsgläubigen Ideen" in Verbindung gebracht würde.[51] Die *Internationale Erich Fromm-Gesellschaft*, ein hochreputierlicher Fachverband humanistisch ausgerichteter PsychotherapeutInnen, schrieb, der Goldner-Band schaffe „die nötige Transparenz und Distanz, um nicht nur die theoretische Unzulänglichkeit und therapeutische Fragwürdigkeit von Hellingers Vorgehen herauszuarbeiten, sondern auch die autoritär-faschistoiden Züge seines Welt- und Menschenbildes zu entlarven." Und in schärfster Abgrenzung, der sich auch das *Internationale Ruth Cohn-Institute* anschloss: „Zwischen Hellinger und der Humanistischen Psychologie gibt es keinen Kompromiss."[52]

48 Vorstand der Deutschen Gesellschaft für Systemische Therapie und Familientherapie: Stellungnahme der DGSF zum Thema „Familienaufstellungen". Köln, 2/2003. In: http://www.dgsf.org/dgsf/berufspolitik/hellinger.htm.
49 Zitiert in. Bolz, Annette: Therapie auf der Bühne. In: Neue Zürcher Zeitung (NZZ am Sonntag), 1.6.2003, S. 70.
50 Zitiert ebenda.
51 Gerhard Walter: Der Wille zum Schicksal (Rezension). In: ÖAS-Netzwerke, 4/2003 (http://www.oeas.at/News&Termine.htm#News).
52 Johach, Helmut: Der Wille zum Schicksal (Rezension). In: Fromm Forum (Zeitschrift der Internationalen Erich Fromm-Gesellschaft) 8/2003, S. 81-84 (der Beitrag erschien auch in: Themenzentrierte Interaktion/Theme-centered Interaction [Zeitschrift des Ruth-Cohn-Institute for TCI-international, Basel] 1/2004).

Nicht einmal der Umstand indes, dass renommierte psychotherapeutische Fachgesellschaften sich zunehmend gegen den hellingerschen Ansatz wandten, führte zu einer erkennbaren Reaktion seitens des Hellinger-
Instituts, was im hellinger.com-Forum von eifrigen Fußvolk-Anhängern
überkompensativ verklärt wurde. Der oben bereits erwähnte Kieler Familienaufsteller Christoph Schlüter etwa schrieb: „Ich finde es gut und
professionell, dass hier keiner der Genannten [= führende Figuren des
Hellinger-Instituts, CKG] auf das Spiel eingestiegen ist. Was hier läuft, ist
ganz offensichtlich ein 'Opfer-Retter-Verfolger'-Spiel und da ist es am
elegantesten, gar nicht darauf einzusteigen. Verunglimpfung und Unterstellung passiert von der anderen Seite ohnehin. Und tatsächlich: wenn
man sich nur im Ansatz auf eine Entgegnung einlässt, führt das schon zu
mehr 'Kritik'. Mithin ist es die derzeit beste Lösung, die Kritiker und ihre
vor allem unsachliche Kritik einfach so stehen zu lassen."[53]

Erst in der Dezember-2003-Ausgabe des Hellinger-Organs *Praxis der
Systemaufstellung* fand ein erster Anflug von Selbstkritik statt – ob vor
dem Hintergrund der Podiumsdiskussion an der Universität München
Anfang November 2003 oder aus eigenem Antrieb, kann dahingestellt
bleiben –, in Gestalt eines Artikels von Familienaufsteller Reinhard Bauß,
der die programmatische Frage aufwarf: „Ist Aufstellungsarbeit eine
'Heilige Kuh', oder darf man sie auch kritisieren?" Die Antwort ging ihm
leicht von der Hand: Selbstverständlich darf, ja soll man. Allerdings ging
Bauß nun keineswegs, wie man hätte erwarten können, auf die bei Goldner und anderen AutorInnen vorgetragenen – und seit über einem dreiviertel Jahr einer Beantwortung harrenden – Argumente gegen die Methode des Familien- und Organisationsaufstellens nach Hellinger und das
dahinterstehende Weltbild ein, vielmehr wurde, neben der Kritik an ein
paar formalen Punkten, ausschließlich und in unerwarteter Vehemenz
Bert Hellinger *ad personam* angegangen, mit dessen höchst kritisierens-
wertem Vorgehen die Aufstellerszene nicht weiter ineinsgesetzt werden
dürfe: „Es ist schon merkwürdig: Aufstellungsarbeit wurde in der Öffentlichkeit anfangs mit großem Interesse aufgenommen. Fast euphorisch
berichteten Seminarteilnehmer über tief greifende Erfahrungen. Inzwischen hat sich das Blatt total gewendet. Die Medien (...) berichten sehr
kritisch über die hellingersche Aufstellungspraxis. (...) Die Kritik richtet
sich vor allem gegen Bert Hellinger selbst und sein autoritäres Auftreten,

---

[53] Schlüter, Christoph (Forums-User): Mahr, Langlotz, Ulsamer, Dykstra, Madelung, Nelles, Stark... In: http://www.hellinger.com/diskussionsforum/oeffent-
lich/index.php vom 24.2.2003.

seine dogmatischen Deutungen und demütigenden Interventionen gegenüber Protagonisten / Klienten. Das wird oft mit Aufstellungsarbeit insgesamt gleichgesetzt, als ob alle Aufsteller den 'Hellinger-Stil' praktizieren würden. So infrage gestellt zu werden, wirkt in Aufstellerkreisen verunsichernd, wird aber nicht unbedingt als Anlass zur Selbstreflexion genutzt. (...) Diese mangelnde Kritikfähigkeit diskreditiert das Bild der Aufstellungsarbeit in der Öffentlichkeit noch weiter, und sie isoliert uns Aufsteller auch von anderen psychotherapeutischen Disziplinen." Hellingers Stil, so Bauß in szeneuntypischer Direktheit, verletze seine „therapeutischen Wertmaßstäbe". Denn: „Bei aller Selbstverantwortung der Teilnehmer handelt es sich immer noch um Menschen, die in einer Problemsituation Rat suchen. Es darf nichts geschehen, was sie schädigt oder verletzt. Auch wenn aus inhaltlichen Gründen eine Konfrontation angebracht ist, rechtfertigt dies nicht einen rechthaberischen oder für Ratsuchende demütigenden Arbeitsstil. Demut kann nicht durch Demütigung erzwungen werden." Bauß skizziert eine von Hellinger geleitete Aufstellung während des Internationalen Kongresses in Würzburg: Sie behandelte das „Anliegen einer jungen Frau aus Eritrea, deren Eltern mit ihr im Alter von vier Jahren aus dem Bürgerkrieg nach Deutschland geflohen waren. Nun ist ein Elternteil zurückgegangen, eins ist hier geblieben. Wo ist ihr Platz? (...) Die Aufstellung wirkte wie vom Leiter inszeniert. Die Protagonistin wurde mit einem Schicksal konfrontiert, aber sie hatte keine Chance, aus ihrem Inneren heraus etwas aufzustellen. Die Frage ist dabei: Wenn der Leiter [= Hellinger, CKG] die Stellvertreter selbst an ihren Platz stellt und ihre Wahrnehmungen übergeht, wenn er etwas beweisen will, was wurde eigentlich aufgestellt? Offensichtlich entsprach die so forcierte 'Lösung' [= die Frau muss zurück nach Eritrea, CKG] seinen eigenen Wertevorstellungen, und der hartnäckige Widerstand der Protagonistin kränkte ihn dermaßen, dass er sie mit der Schlussszene sanktionieren wollte."[54]

Hellinger wies in einer hinzugefügten Kurzstellungnahme jeden Vorwurf zurück: Zu seiner von Bauß kritisierten Aufstellungsarbeit in Würzburg erklärte er, ein Kollege habe ihm berichtet, „dass er [= der Kollege, CKG] zu Peter Levine, dem bekannten amerikanischen Traumatherapeuten, gesagt hatte, es sei doch ein bisschen grob von mir gewesen, der Frau aus Eritrea zu sagen, sie müsste zurück in ihre Heimat. Peter Levine, der in der ersten Reihe gesessen hatte, teilte ihm daraufhin die Beobachtung mit, dass er in dem Moment, als ich das sagte, sah, wie bei der Frau

---

[54] Bauß, Reinhard: Ist Aufstellungsarbeit eine „Heilige Kuh", oder darf man sie auch kritisieren? In: Praxis der Systemaufstellung, 2/2003, S. 92-95.

in ihrem Becken Energie frei wurde und ihr Rückgrat sich bewegen konnte. Für ihn war, was ich sagte, eine erfolgreiche Traumabehandlung."[55] Jeder weitere Kommentar hierzu erübrigt sich.

Auch wenn die Kritik an Hellinger aus den eigenen Reihen viel zu spät kommt und in ihrer Zentrierung auf Hellinger als Person die viel entscheidendere Kritik an dem von ihm begründeten Verfahren völlig außen vor lässt – es erinnert das Ganze ein wenig an den unsäglichen Zirkus um Ronald Schill, in dem subalterne Parteichargen die längst verlorenen Pfründe ihres Rechtsaußensplittervereins zu retten suchten, indem sie dessen Begründer absägten –, kann doch konstatiert werden: Ein erster Schritt ist getan in einem Prozess, an dessen Ende das Familien- und Organisationsaufstellen nach Hellinger da landen wird, wo es von Anfang an hingehörte: auf dem Müllhaufen der Psychotherapiegeschichte.

Literatur

Kritische Texte vor 2003 (chronologisch geordnet und ohne Anspruch auf Vollständigkeit):

Krüll, M. / Nuber, U.: „Wenn man den Eltern Ehre erweist, kommt etwas tief in der Seele in Ordnung" (Interview mit Hellinger). In: Psychologie Heute, 6/1995, S. 22f.

Simon, F./Retzer, A.: Das Hellinger-Phänomen. In: Psychologie Heute, 6/1995, S. 28f.

Steinhoff, V.: Familientherapeut Hellinger predigt alte Werte. In: Panorama vom 6.7.1995 (NDR-Sendemanuskript).

Goldner, C.: Familienaufstellung nach Hellinger. In: ders.: Psycho: Therapien zwischen Seriosität und Scharlatanerie. Augsburg: Pattloch 1997, S. 194f. (Aktualisierte Neuauflage [2000]: Die Psychoszene. Alibri: Aschaffenburg 2000, S. 271f.).

Offergeld, R.: Mama, ich hab's für dich getan: Bert Hellingers wundersame Heilungen. In: Lutherische Monatshefte, Heft 36, 1/1997, S. 23f.

Fincke, A.: Wie gefährlich ist Bert Hellingers Therapie? In: Psychologie Heute, 4/1998, S. 16f.

Gerbert, F.: Psycho-Szene: Wenn Therapeuten Gott spielen. In: Focus, 13/1998, S. 222f.

Goldner, C.: Bert Hellinger: Systemfehler? In: Intra, 35, 1/1998, S. 14f.

Simon, F. / Retzer, A.: Bert Hellinger und die systemische Psychotherapie: Zwei Welten. In: Psychologie Heute, 7/1998, S. 64f.

---

[55] Hellinger, Bert: Stellungnahme. In: Praxis der Systemaufstellung, 2/2003, S. 96.

Kierspe-Goldner, C.: Bert Hellingers Größenwahn. In: Lehrerinnen- und Lehrer-kalender 1999/2000. Frankfurt/Main: Anabas, S. 198f.

Reuter, E.: Mißbrauch: Über den Psychotherapeuten Hellinger und seine Gefolg-schaft: Tat ohne Täter? In: Gegenwind, Nr. 127, 4/1999, 33f. (Vgl. auch: Grandt, G. / Grandt, M. / Let, v. d. P.: Ware Kind. Düsseldorf: Patmos 1999, S. 13f.).

Vowinckel, S.: B. Hellinger unter der Lupe: Was bedeutet sein Ansatz für Frauen (Broschüre des Frauenberatungs- und Therapiezentrums FETZ). Stuttgart 1999 (E.i.S.).

Geier, W.: Briefe von Waltraud Geier (Kolumne). In: Prairie, 3/2000 (http://www.prairie.at/kolumnen/geier/artikel/20010411192024 [29.8.2002]).

Hilgers, M.: Alte Ordnungen. In: Deutsches Allgemeines Sonntagsblatt, Nr. 40, vom 6.10.2000, 28f. (http://www.sonntagsblatt.de/artikel/2000/40/40-s4.htm [20.6.2002]). (In je leicht modifizierter Form auch: Hilgers, M.: „Ich stelle gleich die Ordnung auf": Einfache Werturteile bei komplexen Problemen be-günstigen die massenhafte Flucht zum Familienheiler Bert Hellinger. In: ders.: Leidenschaft, Lust und Liebe: Psychoanalytische Ausflüge zu Minne und Mißklang. Göttingen: Vandenhoeck & Ruprecht 2000, S. 97f.; Hilgers, M.: „Ich stelle gleich die Ordnung auf": Neue Heilslehren und alte Ordnungen: Die autoritären Methoden des Familienaufstellers Bert Hellinger. In: Psycho-analytische Familientherapie, 3/2001, S. 99f.; Hilgers, M.: Die Ordnung ach-ten. In: Die Tageszeitung vom 18.5.2001, S. 25 (http://www.taz.de/pt/2001/05/18/a0162.nf/text [20.6.2002]).

Schuster, U.: Familienaufstellung nach Bert Hellinger [2000]. In: http://www.religio.de/therapie/hellinger/hellinger/hell.html [18.7.2002].

Utsch, M.: Hellinger im Aufwind. In: Materialdienst der Evangelischen Zentral-stelle für Weltanschauungsfragen, 10/2000 (http://www.ekd.de/ezw/publ/ftexte/info1000-02.html [8.6.2002]).

Wiemann, I.: Die „systemische Familientherapie nach Bert Hellinger" – eine gefährliche Heilslehre [2000]. In: Internet Publikation für Allgemeine und Integrative Psychotherapie, IP-GIPT (http://www.sgipt.org/kritik/helling/hel-ling1.htm vom 4.10.2000 [30.3.2002]).

Müller, G.: Von der Profession zur Konfession: Faszination eines magischen Er-kenntnisweges am Beispiel des Familienstellens nach Hellinger [2001]. In: http://www.sekten-info-essen.de/texte/familienstellen.htm [2.6.2002].

Reihl, H.: Gefährliche „Therapie": Was bedeutet Hellingers „Familienstellen" für Frauen, die Gewalt erlebt haben? In: Gegenwind, Nr. 133, 8/2001, S. 10f. (Auch in: frauennews: das frauen-e-zine. http://www.frauennews.de/archiv/texte01/zweifelhaftetherapie.htm [10.7.2002] sowie: http://frauennotrufe.de/aktuell07/html [10.7.2002]).

Rossbach, L.: Konkreter Anfangsverdacht. In: Die Gazette (Internetmagazin), 3/2001 (http://www.gazette.de/Archiv/Gazette-Maerz2001/Hellinger1.html [30.5.2001]). Teil 2: Die unheilige Vorsehung. In: Die Gazette (Internetmagazin), 4/2001 (http://www.gazette.de/Archiv/Gazette-April2001/Hellinger3. html [30.5.2001]).

Bördlein, C.: Hellingers Ordnung. In: ders.: Das sockenfressende Monster in der Waschmaschine: Eine Einführung ins skeptische Denken. Aschaffenburg: Alibri 2002, S. 40f. (http://www.sgipt.org/kritik/helling/helling1.htm vom 7.10.2001 [30.3.2002]).

Gerbert, F.: Die Stand-by-Therapie: Plagt dich ein Problem, geh damit zum „Aufstellen": Ein kurioses Psycho-Laientheater findet immer mehr Zulauf. In: Focus, 26/2002, S. 142f.

Goldstein, M.: Einige Überlegungen zu Gestalttherapie vs. „Aufstellen nach Hellinger" in: Gestalt-Infobrief, 9/2002.

Lamprecht, H.: Der Guru der Therapeuten: Familienstellen nach Bert Hellinger. In: confessio, 10/2002 (http://www.confessio.de/therapie/hellinger/therapeutenguru.htm).

Lakotta, B.: „Danke lieber Papi". In: Der Spiegel, 7/2002, S. 200f. (http://www. spiegel.de/spiegel/0,1518,182683,00.html [20.6.2002]).

Märtens, M.: Nebenwirkungen und Risiken in der Systemischen Therapie. In: Märtens, M./Petzold, H.: Therapieschäden: Risiken und Nebenwirkungen von Psychotherapie. Mainz 2002, S. 235f.

Meesmann, H.: Bert Hellinger: Therapeut oder Despot? in: Publik-Forum, 10/2002, S. 20f.

Schlee, J.: Veränderungswirksamkeit unter ethischer Perspektive: Zur Umkonstruktion Subjektiver Theorien in Familien- und Organisationsaufstellungen nach Bert Hellinger. In: Mutzeck, W. / Schlee, J. / Wahl, D.: Psychologie der Veränderung: Subjektive Theorien als Zentrum nachhaltiger Modifikationsprozesse. Weinheim: Beltz 2002, S. 39f.

Simon, F. / Retzer, A.: Bert Helliner und die systemische Psychotherapie. in: Das gepfefferte Ferkel. Online-Journal für systemisches Denken und Handeln, 7/2002 (http://www.ibs-networld.de/ferkel/juli-simon-retzer-hellinger.shtml).

Systemische Gesellschaft: Stellungnahme zur Aufstellungsarbeit nach Hellinger. In: http://www.systemische-gesellschaft.de/aktuell/stell.html.

Wagner-Stolp, W.: Familienstellen nach Bert Hellinger: eine Kritik. In: Fachdienst der Lebenshilfe, 2/2002, S. 28 (http://www.trisomie21.de/familienstellen_hellinger_lebenshilfekritik.html).

Die im Fußnotenapparat und unter Literatur angeführten Texte sind mehrheitlich einsehbar auf der Webseite des *Forum Kritische Psychologie*: http://www.fkpsych.de/pub_hellinger.html

Colin Goldner

Wenn die See rauh wird, wirf' den Käpt'n über Bord –
Zu den Absetzbewegungen von der Person Bert Hellingers

Vor dem Hintergrund der massiv zunehmenden Kritik an Verfahren und Weltbild des Bert Hellinger greift innerhalb seiner Anhängerschaft schleunige Distanzierung von der Person Hellingers um sich, ganz nach dem Motto aus Absurdistan: Wenn die See rauh wird, wirf' den Käpt'n über Bord.

Den Auftakt beziehungsweise die Starterlaubnis für diese inzwischen unübersehbare Absetzbewegung gab ein Artikel von Reinhard Bauß in der Anfang Dezember 2003 erschienenen Ausgabe der Verbandszeitschrift *Praxis der Systemaufstellungen*, in dem Hellinger erstmalig aus den eigenen Reihen heraus kritisiert wird – und dies in unerwarteter Schärfe. Autor Bauß, ein bislang gänzlich unauffälliger Aufsteller des zweiten oder auch dritten Gliedes, durfte sich auf vier Seiten zur Frage auslassen, ob denn Aufstellungsarbeit eine „Heilige Kuh" sei oder man sie auch kritisieren dürfe. Obwohl seine Antwort klar ausfällt – ja, man darf, nein, muss, will man das öffentliche Bild der Aufstellungsarbeit nicht noch weiter diskreditiert und sich selbst vollends von anderen therapeutischen Disziplinen isoliert sehen –, trägt er doch zu der beschworenen (Selbst-)Kritik schlechterdings nichts bei.

Keineswegs macht er die Methode des Familien- und Organisationsaufstellens nach Hellinger zum Gegenstand seiner Ausführungen, auch nicht das dahinter stehende Weltbild, vielmehr schießt er sich, abgesehen von Nebensächlichkeiten wie etwa dem Recht von Aufstellungsteilnehmern an den von ihnen gefertigten Videoaufzeichnungen, ausschließlich auf *die Person* Bert Hellingers ein, mit der er als Aufsteller tunlichst nicht weiter assoziiert werden wolle. Was Hellinger da denke und treibe – „sein autoritäres Auftreten, seine dogmatischen Deutungen und demütigenden Interventionen" etc. pp. –, dürfe nicht länger „mit Aufstellungsarbeit insgesamt gleichgesetzt [werden], als ob alle Aufsteller den 'Hellinger-Stil' praktizieren würden". Er wirft Hellinger einen rechthaberischen und demütigenden Arbeitsstil vor, durch den Ratsuchende schwer geschädigt oder verletzt werden könnten. Anhand einer Reihe von Beispielen listet er die fachlichen Kardinalfehler Hellingers auf, beispielsweise: „Die Reduzierung des einleitenden Gesprächs auf ganz wenige Fragen, wobei den Leuten oft das Wort abgeschnitten wird, halte ich für therapeutisch fragwürdig. (...) Da wird die Phänomenologie doch überfordert. Es können Retraumatisierungen ausgelöst werden, es kann bei labilen Personen (die nach einem 'Drei-Fragen-Interview' nicht erkannt werden können) zu Verschlimmerungen des psychischen Zustandes und zu Krisen kommen. So etwas verletzt meine therapeutischen Wertmaßstäbe."[1]

Baußens Beitrag wurde unterfüttert durch einen im selben Heft und unmittelbar anschließend abgedruckten „Offenen Brief" des 1. Vorsitzenden der *Internationalen Arbeitsgemeinschaft Systemische Lösungen nach Bert Hellinger* (IAG), Albrecht Mahr, den dieser in Zusammenhang mit der Podiumsdiskussion an der Münchner Universität an deren Rektor geschrieben hatte: Es falle ihm, so Mahr, der „extrem unsachliche, eifernde und oft überaus entwertende bis gehässige Ton auf, den Kritiker regelmäßig anschlagen und der mit der von ihnen beanspruchten Wissenschaftlichkeit gewiss wenig zu tun hat. (...) Unwissenschaftlich scheint mir diese typische und inzwischen bis zur völligen Unergiebigkeit wiederholte Argumentationsschleife zu sein: Einzelne von Bert Hellingers Vorgehensweisen werden ins Visier genommen und kritisiert, mit der Aufstellungsarbeit insgesamt und ihren Befunden, Einsichten und theoretischen Begründungen gleichgesetzt, um dann als Ganzes mit einem entsprechenden Label wie 'Sekte', 'faschistoide Ideologie' oder Ähnlichem abgetan zu werden. Das Minimum an wissenschaftlicher Redlichkeit, nämlich die Differenzierung von durchaus kritisierbaren persönlichen Handlungsentscheidungen von Bert Hellinger einerseits von dem inzwischen weltweit bestätigten therapeutischen Wert der Aufstellungsarbeit andererseits, wird nicht geleistet."[2] An welcher Stelle Mahr, immerhin Vorsitzender

[1]   Bauß, Reinhard: Ist Aufstellungsarbeit eine „Heilige Kuh", oder darf man sie auch kritisieren? In: Praxis der Systemaufstellung 2/2003, S. 92-95.

[2]   Mahr, Albrecht: Offener Brief. In: Praxis der Systemaufstellung 2/2003, S. 96-98. (Der Brief war zugleich an den Präsidenten der Katholischen Stif-

eines Instituts, das den Namen Hellingers im Signet trägt und sich der Verbreitung der von diesem entwickelten therapeutischen Methodik verschrieben hat, sich von den „durchaus kritisierbaren persönlichen Handlungsentscheidungen von Bert Hellinger" abgegrenzt hätte, ist nicht bekannt; ebensowenig der Mahrsche Nachweis eines „weltweit bestätigten therapeutischen Wert[es] der Aufstellungsarbeit".

Bis zu Baußens Beitrag hatte es Kritik an Hellinger nur von außen gegeben, die Anhängerschaft hielt ihm eisern die Stange. Zumindest gab es, bis auf ein paar eher abstrakte Rechtfertigungsversuche und eine Handvoll unflätiger Anwürfe gegen die Kritiker, *keinerlei* erkennbare Reaktion der Szene auf die Vielzahl teils vernichtender Artikel in den unterschiedlichsten Medien; auch nicht auf die deutliche Distanzierung einer ganzen Reihe psychotherapeutischer Fachgesellschaften (siehe den Beitrag von Claudia Kierspe-Goldner). Ganz offenkundig versuchte man, die Kritik in Kanzler-Kohl-Manier einfach „auszusitzen", was im Editorial der Juni-2003-Ausgabe des Verbandsorganes *Praxis der Systemaufstellung* auch ganz offen eingeräumt wurde: Man betrachte die Zeitschrift „nicht als Forum für eine sich verteidigende und klärende Auseinandersetzung in die Öffentlichkeit hinein" [sic!],[3] sprich: man werde sich mit der vorgetragenen Kritik nicht weiter befassen. Stattdessen weissagte Präsidiums-Mitglied Jacob Robert Schneider im selben Heft, es werde „vermutlich auch diesmal die Kritik nicht viel ausrichten" und schloss, als demonstrative Ergebenheitsadresse an Person und Methode Bert Hellingers, eine zehnseitige Auflistung dessen längstbekannter Grundpositionen zum Familienstellen an.[4]

Was nun den Ausschlag für den „offiziellen" Distanzierungsschritt von der Person Bert Hellinger gegeben hat – letztlich erschien der Bauß-Artikel in der offiziellen Verbandszeitschrift des *Bert Hellinger-Instituts*, in deren vorhergehender Ausgabe noch der oben erwähnte *In-Treue-fest*-Beitrag Schneiders zu lesen stand –, ist schwer festzustellen: Ob es die Podiumsdiskussion an der Universität München Anfang November war, oder ob schlicht die Anzahl der kritischen Beiträge eine kritische Marke

---

tungsfachhochschule München gerichtet, an der der auf der Podiumsdiskussion kritisierte Franz Ruppert tätig ist.)

[3]   Internationale Arbeitsgemeinschaft Systemische Lösungen nach Bert Hellinger (Hrsg.): Editorial. In: Praxis der Systemaufstellung 1/2003, S. 5.

[4]   Schneider, Jakob R.: Wille und Schicksal: Zu den neuen und im Wesentlichen schon bekannten Angriffen gegen Bert Hellinger und die „Hellingerianer". In: Praxis der Systemaufstellung 1/2003, S. 7-17.

überschritt – wer weiß. Jedenfalls erschien es der Führungsriege des *Hellinger-Instituts* plötzlich angezeigt, die bisherige Haltung simpler Nicht-zur-Kenntnisnahme der vorgetragenen Kritik aufzugeben und, in gewissem Sinne jedenfalls, Selbstkritik zu üben. Keineswegs bedeutete diese Selbstkritik jedoch die längst überfällige Auseinandersetzung mit den auf verschiedenster Ebene und sehr differenziert angeführten Kritikpunkten, vielmehr wurde, wie oben dargestellt, Bert Hellinger *persönlich* angegriffen, und dies in einer Massiertheit, wie sie eigentlich nur aus dem Umstand heraus erklärt werden kann, dass der Szene das Wasser bis zum Halse steht und man Rettung nur noch in einem – vermeintlich – radikalen Befreiungsschlag sah.

Bei Lichte besehen ist die Chose eher peinlich als radikal: Man geht lediglich auf Abstand zu den übelsten Ausfällen und den eklatantesten therapeutischen Fehlleistungen des Bert Hellinger und hofft darauf, das *per se* unbrauchbare Verfahren des Familien- und Organisationsstellens, mit dem man gleichwohl gute Geschäfte macht und weiter machen will, damit aus der Schusslinie der Kritik zu bekommen. Es erinnert das Ganze in der Tat, an das Spektakel um den ehemaligen Hamburger Innensenator Ronald Schill, den seine Partei „über Bord warf", um die eigenen Pfründe zu retten. Und dabei geht man mit Hellinger noch nicht einmal so konsequent um, wie die *Partei Rechtsstaatliche Offensive* das mit ihrem Begründer Schill getan hat: Hellinger findet sich nach wie vor auf den Referentenlisten all der offiziellen Symposien, Workshops und Aufstellungskongresse der *Internationalen Arbeitsgemeinschaft Systemische Lösungen nach Bert Hellinger* (IAG), die für das Jahr 2004 geplant sind (zusammen mit seiner Entourage tritt Hellinger 2004 auf nicht weniger als dreiunddreißig IAG-Großveranstaltungen im In- uns Ausland auf: sechsmal in der BRD, neunmal im Rahmen einer Fernost-Tournee in Japan, Südkorea und China, je einmal in Tschechien, in Österreich, Holland, Italien, Frankreich und Polen sowie ein Dutzend mal auf einer Tour quer durch die USA, Kanada und Südamerika). Wohin die erste von innen her geäußerte Kritik und die in der Folge zu beobachtende Absatzbewegung von der Person Hellingers führen werden, bleibt also abzuwarten. Vorderhand heißt das *Bert Hellinger-Institut* immer noch *Bert Hellinger-Institut*. Trotzdem: es scheint sich was zu tun.

Wie üblich war Franz Ruppert der erste, der das (quasi-)offizielle Fanal zu schnellst- und weitestmöglicher Abstandnahme von Hellinger aufgriff. Schon Mitte des Jahres hatte er auf seiner Homepage ein paar Formulierungen gewählt, die man als vorsichtige Distanzierung hatte werten können: Vermutlich, so Ruppert, gäbe es die kontroversen Diskussionen um das Familienstellen gar nicht, würde nicht dessen Begründer Bert Hellinger „durch einige seiner Aussagen und manche seiner praktischen Interventionen bei nicht wenigen Menschen Anstoß erregen. Hellinger provoziert und er scheint es auch zu wollen und vielleicht sogar zu genießen, Tabus in der Therapeuten- und Beraterszene zu brechen."[5]

Nach dem Baußschen Frontalangriff in *Praxis der Systemaufstellung* – vielleicht auch in Zusammenhang mit der Kritik, die er als prominenter Vertreter der Szene zusehends selbst abbekommt (siehe den Beitrag von Klaus Weber) – mag Ruppert, Mitglied des *Virtuellen Bert Hellinger-Instituts* von Anbeginn (bzw. seit je im offiziellen Aufstellerverzeichnis der *Internationalen Arbeitsgemeinschaft Systemische Lösungen nach Bert Hellinger* [IAG] gelistet), vollends nicht mehr mit Hellinger in einem Topf sitzen. Er schreibt auf seiner Homepage: „Die Kritik an Bert Hellinger hat die breite Öffentlichkeit erreicht. Da ich (...) mich seit 10 Jahren praktisch und theoretisch damit auseinandersetze, werde ich auch gerne von den Kritikern mit Hellinger in einen Topf geworfen ('Hellingerschüler'). Ich habe jedoch meine eigene Art entwickelt, Aufstellungen in Therapie- und Beratungsprozessen einzusetzen, ich habe eigene Theorien dazu formuliert (...) und ich habe meine ganz persönliche Haltung zu dieser Arbeit. Noch nie wurde z.B. ein Patient in einer Aufstellung von mir dazu aufgefordert, den eigenen Eltern gegenüber 'Schuld einzugestehen' oder ähnlichen untherapeutischen Nonsense zu machen."[6] Auf die Idee, aus einem Institut einfach auszutreten, in dem derlei „untherapeutischer Nonsense" betrieben wird, kam Ruppert allerdings (noch) nicht. Ebenso wenig IAG-Aufsteller Dr. med. Robert Langlotz, der kurz vor der Veranstaltung an der Universität München entdeckt hatte, dass er Bert Hellinger eigentlich schon „seit 10 Jahren in kritischer Loyalität verbunden" sei.[7] Dass von kritischen Anflügen Langlotzens über die Jahre hin-

---

[5]   Ruppert, Franz: 10 Gedanken zur Diskussion um Bert Hellinger... (Thesenpapier), Juni 2003. Zitiert in: „Abu el Falafel" (Forums-User): Franz Ruppert distanziert sich von Bert Hellinger (?). In: http://www.hellinger.com/diskussionsforum/oeffentlich/index.php vom 15.6.2003 (siehe auch den Beitrag von Nico Frühwind).

[6]   Ruppert, Franz: Wer rettet die Ehre der (faschistischen) Ahnen. In: http://www.franz-ruppert.de/Antwort_auf_den_Beitrag.doc [01.01.2004].

[7]   Langlotz, Robert: Zur Kampagne gegen Bert Hellinger und das Familienstellen (28.10.2003). In: http://www.e-r-langlotz.de/public/public_kampagne.htm (4.1.2004).

weg nie etwas bekannt wurde, ganz im Gegenteil, sei hier nur am Rande vermerkt. (Im Übrigen nahm Langlotz auch nie Stellung zu der gegen ihn selbst und seine Esoterik-Seminare erhobenen Kritik: Führte er bislang nur astrologische Fortbildungen im Angebot, so bietet er neuerdings, in Zusammenarbeit mit dem österreichischen *Kintaowakan-Institut* für Reinkarnationstherapie, Kinesiologie und Feng Shui, Kurse in „Familienstellen und Schamanismus" an.)[8]

Auch andere Aufstellerprominenz geht auf Abstand: Wie der Leipziger Rechtsanwalt Andreas Huettl mitteilt, sei er zur Abgabe einer strafbewehrten Unterlassungserklärung aufgefordert worden: er solle unterlassen, wörtlich oder sinngemäß zu verbreiten oder zu veröffentlichen, die Herren Döring-Meijer und Prof. Dr. Varga von Kibéd billigten Äußerungen Hellingers, wie sie auf der Internet-Seite www.vachss.de, als deren Webmaster Huettl fungiert, eingestellt seien; insbesondere jene „über den KZ-Arzt Mengele, den Holocaust oder die Mafia und die Weiße Rose".[9] Bei besagter Seite handelt es sich um die deutschsprachige Webseite des weltweit bekannten New Yorker Rechtsanwaltes Andrew Vachss, der seit Jahren ausschließlich mit Fällen von (sexuellem) Kindesmissbrauch befasst ist.

Auf dieser vachss.de-Seite, auf der es einleitend heißt, man mache „keinen Hehl daraus, dass wir Hellinger und seine Anhänger (...) als zynisch, menschenverachtend und erzreaktionär empfinden", ist u. a. die Rede davon, es gehe „bei Hellingers pseudotherapeutischer Arbeit darum, Gewalt und Machtmissbrauch, Terror und Völkermord als etwas Unausweichliches, Schicksalhaftes zu beschreiben. So werden durch Hellinger all diese Verbrechen zu einer Tat ohne Täter. Vor allem zum Holocaust gibt es von Hellinger die zynischsten Glaubensbekenntnisse. So setzt Hellinger die Studenten der Weißen Rose, die Geschwister Scholl, einer Mafiagruppe gleich. Sie hätten sich gegen eine Gruppe gestellt, weil sie in einer anderen gebunden waren. Deshalb sei der Tod für sie nichts Schlimmes gewesen: 'Wer in einer Mafiagruppe aufwächst, stellt sich gegen eine Ordnung, weil er in seiner Gruppe einer anderen Ordnung ausgesetzt ist. Er wird aber als Verbrecher bezeichnet. Der seelische Vorgang ist aber genau der gleiche. Jeder ist so, wie er ist, weil er an eine Gruppe gebun-

8 Langlotz, Robert/Gröger, Noora: Familienstellen und Schamanismus für Sucht- und Psychoseerkrankte. in: http://www.kiwa-institut.at/datenbank/familienstellen_anzeige.php (20.1.2004)

9 Schreiben von RA Haas an RA Huettl vom 1.12.2003 (Kopie liegt dem Autor vor).

den ist. Wir machen da nun eine moralische Unterscheidung: Die einen sind gut, und die anderen sind schlecht. Das geht nicht. Die von der Weißen Rose haben Glück gehabt, dass das Regime zusammengebrochen ist. Jetzt sind sie die großen Helden. Hätten die Nazis gesiegt, wären sie die Verbrecher geblieben. Das ist der ganze Unterschied von Gut und Böse.' – Hellinger sagt auch: 'Philosophisch oder theologisch gesehen ist es nicht denkbar, dass jemand durch sein Verhalten aus der Ordnung herausfällt. Der Einzelne kann sich seine Rolle nicht aussuchen, und im Gesamten ist sein Verhalten sinnvoll.' Dieses Denken, bezogen auf einen KZ-Arzt wie Mengele, heißt: (...) Er konnte sich seine Rolle nicht aussuchen, und im Gesamten war sein Verhalten sinnvoll."

In erster Linie aber finden sich auf der vachss.de-Seite Zitate Hellingers (desgleichen Zitate der [hellingerschen] Therapeuten Rainer Adamaszek und Gunthard Weber) zum Thema Kindesmissbrauch bzw. Inzest (gegen die Döring-Meijer und Varga von Kibéd sich erstaunlicherweise nicht gesondert verwahren): O-Ton Hellinger: „Für einige Kinder ist das Erleben lustvoll. (...) Das Mädchen darf anerkennen, dass es (...) den Inzest auch faszinierend erlebte, denn das Kind verhält sich kindgemäß, wenn es neugierig ist und etwas erfahren will. Wenn ich es einmal etwas frivol und provokativ sage: Die Erfahrung als solche ist dabei ja nur etwas vorgezogen." Als therapeutische Maßgabe gelte – wiederum O-Ton Hellingers –: „Den Kopf runter. Bis auf den Boden; Arme nach vorn; Handflächen nach oben; und jetzt sag: Lieber Papi, ich gebe Dir die Ehre."[10]

Im anwaltlichen Schreiben an den vachss.de-Webmaster heißt es weiter, es werde durch den eingestellten Text „der Eindruck erweckt, u. a. meine Mandanten seien Schüler – oder besser: Jünger – von Bert Hellinger, die die in dem Artikel wiedergegebenen Aussagen von Herrn Hellinger in der zitierten Form uneingeschränkt teilten". Und: „Die Behauptung, meine Mandanten teilten diese Meinungen, ist nicht nur unwahr, sondern auch ehrverletzend. (...) Keinesfalls wird es zukünftig geduldet, dass meine Mandanten im Zusammenhang mit den von Ihnen wiedergegebenen Aussagen von Bert Hellinger genannt werden, sofern der Eindruck erweckt wird, sie teilten diese Meinungen." Es werde binnen einer Frist von drei Tagen erwartet, so der Anwalt Döring-Meijers und Varga von

---

10   Vachss, Andrew: Merkt Euch Ihre Namen! Bert Hellinger und seine Schüler: Therapeuten der besonderen Art. In: The Zero 5.Olaf – Offizielle Website von Andrew Vachss: http://www.vachss.de/mission/berichterstattung/hellinger. html [2.1.2004]. (Zu Rainer Adamaszek gibt es eine eigene Seite: http://www. vachss.de/mission/berichterstattung/adamaszek.htm).

Kibéds, „dass die Namen meiner Mandanten aus der Liste der Referenten entfernt" (!) und eine strafbewehrte Unterlassungserklärung unterzeichnet würden. Widrigenfalls sei er mit der Beantragung einer Einstweiligen Verfügung gegen Webmaster Huettl beauftragt.

Was war der Grund, der Döring-Meijer und Varga von Kibéd derlei juridischen Theaterdonner inszenieren ließ? Letztlich hatte niemand, auch Vachss oder Huettl nicht, die beiden einer Billigung der zitierten Äußerungen Hellingers geziehen. Es hatte sich noch nicht einmal jemand verwundert gezeigt darüber, dass Döring-Meijer und Varga von Kibéd über die Jahre ihrer Zusammenarbeit mit Hellinger hinweg keinerlei erkennbare Notwendigkeit gesehen hatten – ebenso wenig wie die sonstigen Wortführer der Szene –, sich offensiv von dessen Tiraden, zumindest den oben angeführten, abzugrenzen. In keiner der Schriften oder sonstig bekannten Äußerungen Döring-Meijers oder Varga von Kibéds zur Aufstellungsarbeit nach Hellinger ist auch nur der Anflug irgendwelcher Distanznahme zu Hellinger zu entdecken. Ganz im Gegenteil: Hellinger wurde und wird innerhalb der Aufstellerszene als unhinterfragbare Autorität hofiert, seine antisemitisch oder naziphil zu verstehenden Ausfälle stehen ebenso unwidersprochen im Raum wie seine kinder-, frauen- oder homosexuellenfeindlichen. Erst seit die Kritik an Hellinger und der um ihn changierenden Szene schlechterding nicht mehr zu ignorieren ist – und seit mit dem Bauß-Artikel „höhere Genehmigung" dafür vorliegt –, gehen einzelne Exponenten auf Distanz. Wohlgemerkt: zur Person Hellingers, nicht zur Methode des Aufstellens. Im vorliegenden Fall diente als Aufhänger für die Absetzbewegung eine bei vachss.de eingestellte Liste der Referenten eines Hellinger-Symposiums aus dem Jahre 2002, auf der sich, neben sonstiger Szene-Prominenz, eben auch Döring-Meijer und Varga von Kibéd finden. Um es zu wiederholen: Allen Ernstes verlangen sie nun über ihren Anwalt, dass ihre Namen aus der Liste der Referenten entfernt werden.

Wie Webmaster Huettl mitteilt, sei der Umstand, dass Döring-Meijer und Varga von Kibéd nicht mehr als Schüler von Hellinger bezeichnet werden sollen oder wollen, geradzu absurd in Anbetracht ihrer Internet-Präsenzen: http://www.kik-seminare.at/aufstellung.htm (Varga von Kibéd) und http://www.iag-regio-karlsruhe.de/doering-intro.html (Döring-Meijer). In der Tat gilt Varga von Kibéd, Professor für Logik und Wissenschaftstheorie an der Ludwig-Maximilians-Universität München, seit je als zentrale Säule der Aufstellerszene.Über sein privates *Institut für Systemische Ausbildung, Fortbildung und Forschung* (SySt) bietet er so genannte Systemische Strukturaufstellungsarbeit an, deren eine Wurzel er ganz ausdrücklich „im Familienstellen von Bert Hellinger und den klassischen Organisationsaufstellungen, die wir vor allem auf Gunthard Weber zurückführen", verortet. Dutzende von IAG-TherapeutInnen geben als Qualifikation Kurse und Workshops bei Varga von Kibéd an. Dieser tritt sei je als Referent bei IAG- und sonstigen Szeneveranstaltungen in Erscheinung, beispielsweise trug er seine neuesten Erkenntnisse auf dem 3. Internationalen Symposium der IAG im November 2002 in Freiburg vor; auch auf dem Internationalen Kongress der IAG in Würzburg Ende April/Anfang Mai 2003 war er, zusammen mit Hellinger und der versammelten Creme der Aufstellerszene, als Referent zugegen. Zur Kontroverse mit und um Hellinger verlautbart er, diese beziehe sich „hauptsächlich auf den implizit gelassenen methodisch-theoretischen Hintergrund Hellingers, seine Haltung und Verantwortung gegenüber Klient, Repräsentanten und das die Aufstellung umgebende Publikum, sein Selbstverständnis als Leiter, die Rolle und Bedeutung des Klienten und des klar definierten Auftrages der Arbeit sowie den ideologischen Hintergrund und die politische Positionierung Hellingers sowie die Art und Weise und Interaktion zwischen ihm und seinen Anhängern sowie die ideologischen Wirkungen, die die Kombination all dessen auf Beteiligte und Unbeteiligte hat".[11] Über die simple Beschreibung der Kontroverse hinaus ist von einer etwaigen Diskussion Varga von Kibéds der Methodik und Weltanschauung Hellingers allerdings nichts bekannt; ebensowenig von einer klaren Abgrenzung.

Heribert Döring-Meijer, langjähriges Mitglied des *Virtuellen Bert Hellinger-Instituts* (bzw. seit je im offiziellen Aufstellerverzeichnis der *Internationalen Arbeitsgemeinschaft Systemische Lösungen nach Bert Hellinger* gelistet), wurde laut Selbstdarstellung u. a. über diverse Hellinger-Seminare für seine derzeitige Tätigkeit qualifiziert: Er ist Gründer und Leiter eines *Forum für ressourcenorientierte Lösungen* (FroL) in Karlsruhe, über das er „Systemische Beratung, Therapie, Pädagogik, Homöopathie, Aufstellungen, Supervision, Coaching (und) ADS-Beratung" [sic!] anbietet. Döring-Meijer war und ist (Mit-)Organisator verschiedener Aufstellergroßveranstaltungen: 1995 schon führte er zusammen mit Hellinger einen Großkongress zum Thema „Sucht" durch, im November 2002 bot er im Freiburger Karlsbau die komplette Führungsriege der IAG zu einem

---

[11] Varga von Kibéd, Matthias: Systemische Strukturaufstellungsarbeit – Institut für systemische Ausbildung, Fortbildung und Forschung. In: http://www.syststrukturaufstellungen.de [4.1.2004].

öffentlichen Symposium auf. (Die immerselben Wortführer der Szene, die wanderzirkusartig von einer Hellinger-Veranstaltung zur nächsten ziehen, tummeln sich auch als Autoren in zwei von Döring-Meijer herausgegeben *Junfermann*-Bänden: Gunthard Weber, Wilfried Nelles, Albrecht Mahr, Hunter Beaumont, Matthias Varga von Kibéd, Insa Sparrer, Hans Baitinger, Dagmar und Friedrich Ingwersen, Jirina Prekop, Marianne Franke-Gricksch, Franz Ruppert, Klaus Grochowiak, Bertold Ulsamer und andere mehr. Ein weiteres der Döring-Meijer-Bücher trägt den programmatischen Titel *Leiden ist leichter als lösen* und stellt laut Werbetext „Bert Hellinger in Aktion" vor[12]).

Döring-Meijer ist Gründungsmitglied bzw. Koordinator der Karlsruher Regionalgruppe der *Internationalen Arbeitsgemeinschaft Systemische Lösungen nach Bert Hellinger* (IAG-Regio Nordbaden / Südpfalz), über die er im Oktober 2003 ein eigenes Symposium u. a. zur Frage „Was bewegt uns und was bewegt unsere Seele?" veranstaltete; das Symposium fand bezeichnenderweise im Eurythmiesaal der örtlichen Waldorfschule statt. Auf der Referentenliste einer weiteren von Döring-Meijer geplanten IAG-Regio-Tagung im Februar 2004 findet sich selbstverständlich auch Bert Hellinger verzeichnet, sein Konterfei ziert gar den Einladungsflyer.

Interessant sind Döring-Meijers sonstige Querverbindungen in der Szene: Mitte November 2003 stand er als Hauptreferent auf dem Programm eines groß angelegten Esoterikkongresses in Böblingen, der, organisiert von einem David Friedrich Braun, als „Kongress der verborgenen Wirklichkeiten" ausgeschrieben war. Braun, ausgewiesener Schüler Bert Hellingers, ist Gründer und Leiter eines *Instituts für Familien und Organisationsaufstellung* (INFAOR) in Füssen, das seinerseits einer *Bayerischen Gesellschaft für Ganzheitliche Medizin* zugehört. Letztere indes ist nichts anderes als eine private Esoterik- und Heilpraktikerschule, die als Geldbeschaffungseinrichtung der äußerst umstrittenen „Wankmiller-Sekte" gilt.[13] Deren Kopf, ein gewisser Wolfgang Wankmiller (*1956), war schon Ende der 1970er als „Sex-Guru von Füssen" zu obskurem Ruhme gelangt. Als Oberhaupt einer heute rund 150-köpfigen Kultgemeinschaft namens „Stamm von Likatien" betreibt Wankmiller,

---

[12] Döring-Meijer, Heribert (Hrsg.): Leiden ist leichter als lösen. Familienaufstellungen: Ein Praxiskurs mit Bert Hellinger. Paderborn 2000. (Werbung in: http://www.frol.biz/Publikationen/_verlage/verlage.htm [4.1.2004]).

[13] Neumann, Conny: Behörden stehen Sekte machtlos gegenüber. In: Süddeutsche Zeitung vom10./11.2.1996, S. 43-44 (siehe auch: Rodenbücher, Christiane: Der Jesus vom Forggense. In: Sonntagsblatt vom 4.2.2001, S. 4-6)

der sich als Inkarnation Jesu Christi, Albert Einsteins und König Ludwig II. von Bayern vorkommt, lukrative Geschäfte in der alternativen Psycho- und Heilerszene. Über besagte *Bayerische Gesellschaft für Ganzheitliche Medizin*, bekannt auch als „Likamundi-Schule", verkauft er (Fern-)Lehr- gänge für Heilpraktiker und Psychotherapeuten; daneben „Ausbildungen" in Feng-Shui, Handlesen, Hypnose etc. – und eben auch in Familien- aufstellen. Noch bis Ende der 1990er konnten sich psychologische Laien an einem einzigen Wochenende (!) in „Systemischer Generationsperspek- tive nach Bert Hellinger" schulen lassen. Heute dauern die Ausbildungen immerhin fünf Wochenenden, und vorab ist ein Likamundi-Fernlehrgang „Psychotherapie" zu absolvieren. Als Leiter der „Ausbildungen" zum Familien- und Organisationsaufsteller firmiert der erwähnte David Fried- rich Braun, seit Mitte 2002 findet das Ganze ausgelagert in Brauns eigens begründetem Institut INFAOR statt.

Auf dem Böblinger Kongress, auf dem eifrig Werbung für die „neu- zeitliche Lebensgemeinschaft" der Likatier betrieben wurde, fand sich als Hauptreferent, wie gesagt, IAG-Aufsteller Heribert Döring-Meijer im Programm: „Vortrag und Life-Aufstellungen nach den 'Bewegungen der Seele... und was uns sonst noch bewegt'". Zu den sonstigen Referenten zählten neben weiteren (IAG-)Aufstellern mithin ein Geistheiler, ein Hell- seher sowie ein „Aura-Chirurg". Passenderweise stand auch Rainer Holbe mit auf dem Programm, der seiner esoterisch-antisemitischen Ausfälle wegen vor Jahren bei RTLplus rausgeflogen war; und nicht zuletzt der publizistische Rechtsausleger und Bannerträger der Szene: Franz Alt.[14]

Interessantes Detail am Rande: auch der Anwalt Döring-Meijers und Varga von Kibéds, Robert Haas, ist mit von der hellingerschen Partie: Er leitet innerhalb der IAG-Regionalgruppe Karlsruhe einen eigenen Ar- beitskreis „Systemische Mediation".

Sieht man sich die grotesken Verrenkungen der Hellinger-Anhänger etwas genauer an, die einerseits den Eindruck weitestmöglicher Distanz von ihrem Guru zu erwecken suchen, andererseits aber nach wie vor und ungeniert gemeinsame Sache mit ihm machen, könnte man auf die Idee kommen, es handle sich bei den ganzen Absetzbewegungen um nichts als eine große Farce: Wenn man so tut, als opfere man Hellinger auf dem Altare der Kritiker – das ganze Hellinger-Konstrukt basiert ohnehin auf magisch-esoterischem Denken –, sind diese vielleicht zufriedengestellt

---

[14] Kongress der verborgenen Wirklichkeiten (Programm). Böblingen, 15.-16. November 2003 (http://www.verborgene-wirklichkeiten.de [10.1.2004]).

und geben Ruhe. Auf dass man selbst ungehindert seine zynischen Geschäfte weiter betreiben könne mit der seelischen Not anderer.

Man wird sehen. Vachss-webmaster Andreas Huettl jedenfalls hat die geforderte Unterlassungserklärung nicht unterzeichnet. Er werde, wie er dem *Forum Kritische Psychologie* mitteilte, einen etwaigen Rechtsstreit selbstredend aufnehmen. Ansonsten hat er mit update vom 4.1.2004 die vachss.de-Seite um einige Informationen zu Döring-Meijer und Varga von Kibéd erweitert.[15]

---

[15] Vachss Andrew: Merkt Euch Ihre Namen! Bert Hellinger und seine Schüler: Therapeuten der besonderen Art – Fortsetzung 4.1.2004. In: The Zero 5.Olaf – Offizielle Website von Andrew Vachss: http://www.vachss.de/mission/berichterstattung/hellinger_2.html [4.1.2004].

Autorinnen und Autoren

Claudia Barth, Sozialpädagogin, tätig in der politischen Jugendbildung, Braunschweig. eMail: cclaudiabbarth@gmx.de

Colin Goldner, Psychologe, Vorstandsmitglied des *Forum Kritische Psychologie*, München. eMail: info@fkpsych.de

Heiner Keupp, Psychologe, Professor an der Ludwig-Maximilians-Universität München. eMail: keupp@mip.paed.uni-muenchen.de

Sabine Pankofer, Psychologin, Professorin an der Katholischen Stiftungsfachhochschule München. eMail: pankofer@ksfh.de

Klaus Weber, Psychologe, Professor an der Fachhochschule München. eMail: dr.k.weber@t-online.de

Nico Frühwind, Psychologe, Vorstandsmitglied des *Forum Kritische Psychologie*, München. eMail: info@fkpsych.de

Hans-Detlev von Kirchbach und **Elmar Klevers**, Redakteure beim *Westdeutschen Rundfunk* (WDR3), Köln. eMail: vonki2@gmx.de

Claudia Kierspe-Goldner, Erziehungswissenschaftlerin, tätig in der Behindertenarbeit, Landshut. eMail: logobeep@web.de

Dominik Lindner, Redakteur bei IndyNews, München. eMail: d-nik@indynews.net

Das Phänomen Hellinger

Die erste kritische Bestandsaufnahme

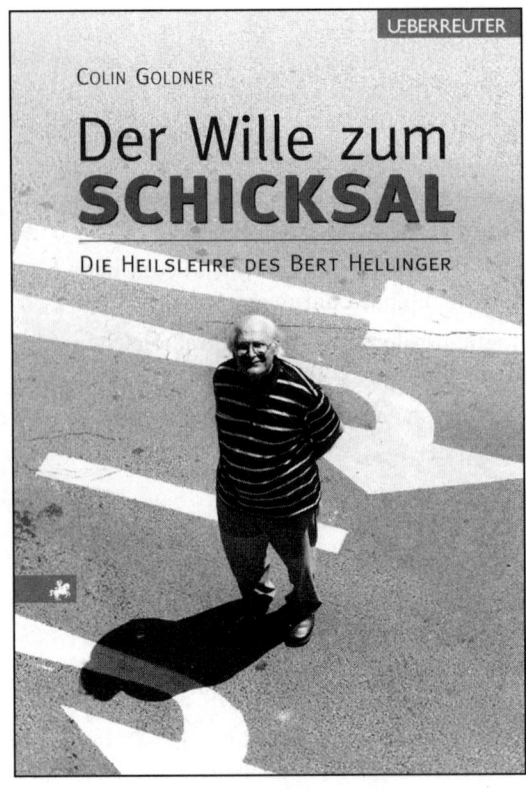

Colin Goldner (Hrsg.)
Der Wille zum Schicksal
Die Heilslehre des Bert Hellinger
ISBN 3-8000-3920-6
300 Seiten, gebunden,
Euro 22,95/sFr 40,90
Ueberreuter Verlag

Mit Beiträgen von El Awadalla, Thea Bauriedl, Frank Gerbert, Fritz Glunk, Colin Goldner, Ingo Heinemann, Micha Hilgers, Heiner Keupp, Claudia Kierspe-Goldner, Beate Lakotta, Petrus van der Let, Ursula Nuber, Arnold Retzer, Jörg Schlee, Fritz Simon, Hugo Stamm, Michael Utsch, Sigrid Vowinckel und Klaus Weber

„Das Buch zeigt nicht nur, dass die Person Bert Hellinger und seine Praktiken einen Angriff auf Vernunft und Aufklärung darstellen, sondern es werden wieder einmal strukturelle Affinitäten von Faschismus und Esoterik deutlich." (*diesseits* 2/2003)

Von AStA der Universität München herausgegebene Bücher:

AStA der Geschwister-Scholl-Universität München (Hrsg.)
Spiel ohne Grenzen
Zu- und Gegenstand der Antiglobalisierungsbewegung
ISBN 3-935843-39-9, ca. 280 Seiten, kartoniert, 15 Euro / 28 SFr
Verbrecher Verlag

Im vergangenen Mai fand an der Universität München ein schon vorab viel disku-
tierter Kongress statt, auf welchem über die Antiglobalisierungsbewegung, ihren
Kapitalismusbegriff, den in ihr vorherrschenden Antiamerikanismus, über Attac
und über den Kulturbegriff der Globalisierungsgegner gesprochen wurde. Dieser
Reader versammelt die wichtigsten Beiträge der Kongressteilnehmer.
Texte unter anderem von Phase2 Leipzig, Thomas Ebermann, Udo Wolter, Roger
Behrens, Andrea Woeldike, Rainer Trampert, Gruppe Demontage, Stephan Grigat

AStA der GSU (Hrsg.)
Ganzheitlich und ohne Sorgen in die Republik von morgen
Dokumentation zum Kongreß gegen Irrationalismus, Esoterik und Antisemitismus
ISBN 3-932710-33-9, 170 Seiten, kartoniert, Euro 7,80
Alibri Verlag

Im Juli 2000 fand an der Universität München ein vom AStA organisierter *Kongreß gegen Irrationalismus, Esoterik und Antisemitismus* statt. Die Dokumentation gibt die überarbeiteten Vorträge wieder, die eine erste Orientierung über die
„schöne neue Welt" der Esoterik und die Folgen des grassierenden Irrationalismus
in der Politik bieten.
Mit Beiträgen von Natan Sznaider, Colin Goldner, Peter Bierl, Christina Thürmer-
Rohr, Gegenuniversität, Thomas Ebermann u.a.

Studentischer Sprecherrat der Universität München (Hrsg.)
Alte Herren – Neue Rechte
Rechte Normalität in Hochschule und Wissenschaft
ISBN 3-89771-415-9, 256 Seiten, kartoniert, 14 Euro
Unrast Verlag

Der intellektuelle Rechtsextremismus an den deutschen Hochschulen stellt eine
große Gefahr dar. Dieser Band fragt nach den Ursachen und Ausprägungen des
und der Rechten an den Universität. Anhand einiger Wissenschaftsdisziplinen
wird untersucht, wie weit rechtes Gedankengut in den deutschen Wissenschafts-
diskurs hineinreicht. Weitere Themen sind die politische Einstellung der Studie-
renden, die Rolle der Burschenschaften sowie mögliche Gegenstrategien.
Mit Beiträgen von Samuel Salzborn, Alfred Schobert, Claudia Barth, Anna Berg-
mann, Stephan Lippels, Alex Demirovic, Florian Beck, Wolfram P. Kastner u.a.

Colin Goldner
Die Psycho-Szene
642 Seiten, gebunden, ISBN 3-932710-25-8, Euro 32.-

Die Psycho-Szene kann als Einführung in den esoterischen Psycho-Markt gelesen und zugleich als Nachschlagewerk für unseriöse und gefährliche Angebote genutzt werden. Das Buch vermittelt einen Überblick über das Geschäft mit Heil & Heilung, zeigt Querverbindungen auf und stellt den ideologischen Hintergrund dar. In 150 Abschnitten werden jetzt über 2000 Verfahren, Begriffe und Namen vorgestellt und kritisch untersucht. Der Autor wählt dabei die Perspektive der hilfesuchenden Betroffenen, reflektiert die Folgen der Psycho-Angebote und fordert einen besseren Schutz der VerbraucherInnen.

Claudia Barth
Über alles in der Welt – Esoterik und Leitkultur
Eine Einführung in die Kritik irrationaler Welterklärungen
206 Seiten, Abbildungen, kartoniert, ISBN 3-932710-36-3, Euro 14.-

Christoph Bördlein
Das sockenfressende Monster in der Waschmaschine.
Eine Einführung ins skeptische Denken
199 Seiten, Abbildungen, kartoniert, ISBN 3-932710-34-7, Euro 14.-

Michael Shermer / Lee Traynor
Heilungsversprechen. Alternativmedizin zwischen Versuch und Irrtum.
Skeptisches Jahrbuch III
2. Auflage 2004, 256 Seiten, kartoniert, ISBN 3-932710-18-5, Euro 15.-

Sybille-Christin Jacob/Detlef Drewes
Aus der Waldorfschule geplaudert
Warum die Steiner-Pädagogik keine Alternative ist
252 Seiten, Abbildungen, kartoniert, ISBN 3-932710-28-2, Euro 14,50

Guido und Michael Grandt
Waldorf Connection. Rudolf Steiner und die Anthroposophen
3. Auflage, 365 Seiten, kartoniert, ISBN 3-932710-40-1, Euro 18,50

Colin Goldner
Dalai Lama – Fall eines Gottkönigs
455 Seiten, 40 Abbildungen, kartoniert, ISBN 3-932710-21-5, Euro 20.-

Alibri Verlag, Postfach 100 361, 63703 Aschaffenburg
Fon/Fax 06021 ◆ 581 734, verlag@alibri.de, www.alibri.de